Tobias Beckmann

Der Theorie-Praxis-Transfer in der Altenpflegeausbildung aus der Sicht von Altenpflegeschülern, -lehrern und Praxisanleitern

Eine empirische Untersuchung

disserta
Verlag

Beckmann, Tobias: Der Theorie-Praxis-Transfer in der Altenpflegeausbildung aus der Sicht von Altenpflegeschülern, -lehrern und Praxisanleitern: Eine empirische Untersuchung, Hamburg, disserta Verlag, 2014

Buch-ISBN: 978-3-95425-416-3
PDF-eBook-ISBN: 978-3-95425-417-0
Druck/Herstellung: disserta Verlag, Hamburg, 2014
Covermotiv: © laurine45 – Fotolia.com

Bibliografische Information der Deutschen Nationalbibliothek:
Die Deutsche Nationalbibliothek verzeichnet diese Publikation in der Deutschen Nationalbibliografie; detaillierte bibliografische Daten sind im Internet über http://dnb.d-nb.de abrufbar.

© disserta Verlag, Imprint der Diplomica Verlag GmbH
Hermannstal 119k, 22119 Hamburg
http://www.disserta-verlag.de, Hamburg 2014
Printed in Germany

Abstract

In dem vorliegenden Buch wurde der Theorie-Praxis-Transfer in der Altenpflege-ausbildung untersucht. Hierzu wurden 177 Altenpflegeschüler[1], 34 Lehrkräfte sowie 20 Praxisanleiter aus insgesamt 17 Einrichtungen der theoretischen und praktischen Ausbildung in Nordrhein-Westfalen befragt. Der Schwerpunkt der Ergebnisauswertung lag hierbei auf der Darstellung, Analyse und Interpretation der Ergebnisse der Schülerbefragung, da diese – mit Unterstützung und Begleitung der Lehrer und Praxisanleiter – den Transfer des gelernten Fachwissens sowie der pflegerischen Handlungen vollziehen. Zudem stehen die Schüler eng mit allen an der schulischen wie auch der berufspraktischen Ausbildung beteiligten Akteuren in Verbindung, weshalb ihre Erfahrungen und Ansichten besonders stark fokussiert wurden.

Nach einer detaillierten deskriptiven Ergebnisdarstellung der Befragungen aller drei Kohorten wurden bivariate Zusammenhänge, die einen Rückschluss auf einzelne Teilaspekte des Theorie-Praxis-Transfers zulassen, kritisch untersucht. Als Gesamtergebnis konnten an diversen Schnittstellen Ursachen für Probleme identifiziert werden. Beispielsweise hatten Schüler signifikant mehr Probleme mit dem Transfer des gelernten Wissens und sind insgesamt unzufriedener mit der Ausbildung, wenn sie die Ausbildung in Teilzeit-Form absolvierten oder zur Strukturierung der praktischen Ausbildung keine „Praxismappe" oder ähnliches hatten. Aufseiten der Lehrer konnte festgestellt werden, dass diese mit steigendem Alter mehr Praxisbegleitungen durchführten. Jedoch waren sie mit steigender Dauer der Berufserfahrung signifikant öfter der Auffassung, dass Theorie und Praxis nur wenige gemeinsame Schnittstellen haben, was sich wiederum auf die Unterrichtsgestaltung – und somit auf den Lernerfolg der Schüler – auswirken kann. Die Befragung der Praxisanleiter brachte hervor, dass etwa der Hälfte von ihnen keine *Sonderzeiten* für gezielte Anleitungen gewährt wurden. Zudem kritisieren sie einen Mangel an Praxisbegleitungen seitens der Lehrer und waren mit dem Lernstand ihrer Schüler häufig unzufrieden, was sie auf die derzeitigen Ausbildungsstrukturen zurückführten.

Abschließend wurden aus den Ergebnissen Handlungsempfehlungen abgeleitet, die geeignet sind, den aufgedeckten Problemen entgegenzuwirken bzw. die Konflikte an den entsprechenden Schnittstellen zu lösen.

---

[1] In der vorliegenden Arbeit bezieht sich die Formulierung „Schüler" sowie die Formulierungen der Berufsbezeichnungen immer auf beide Geschlechter. Für eine bessere Lesbarkeit wird hier nur die maskuline Form verwendet.

Inhaltsverzeichnis

Abkürzungsverzeichnis

AltPflAPrV	=	Altenpflege Ausbildungs- und Prüfungsordnung
AltPflG	=	Altenpflegegesetz
APH	=	Altenpflegehelfer /in
Bew.	=	Bewohner
BezReg	=	Bezirksregierung
bspw.	=	beispielsweise
bzgl.	=	bezüglich
bzw.	=	beziehungsweise
d.h.	=	das heißt
etc.	=	et cetera
FSJ	=	Freiwilliges soziales Jahr
ges.	=	gesamt
ggf.	=	gegebenenfalls
i. d. R.	=	in der Regel
insg.	=	insgesamt
KPH	=	Krankenpflegehelfer /in
LFK	=	Lernfeldkonzept
MAGS	=	Ministerium für Arbeit, Gesundheit und Soziales des Landes Nordrhein-Westfalen (seit 2010 aufgeteilt in die Ministerien „MAIS" und „MGEPA")
max.	=	maximal
NRW	=	Nordrhein-Westfalen
o.ä.	=	oder ähnliches
o.g.	=	oben genannt /e /en
PA	=	Praxisanleiter
tlw.	=	teilweise
u.a.	=	unter anderem
usw.	=	und so weiter
vs.	=	versus
z.B.	=	zum Beispiel
z.T.	=	zum Teil
zit	=	zitiert

Tabellenverzeichnis

Abbildungsverzeichnis

1 Einleitung

Zwei Dinge sind zu unserer Arbeit nötig: Unermüdliche Ausdauer und
die Bereitschaft, etwas, in das man viel Zeit und Arbeit gesteckt hat,
wieder wegzuwerfen.

Albert Einstein, zit. nach Roberts (2010, 221)

Diese Grundhaltung, der sich Einstein im Rahmen seiner Forschungen bereits vor über 100 Jahren verpflichtet fühlte, hat nach wie vor Gültigkeit. Auch auf die Altenpflegeausbildung, deren gesetzliche Grundlagen – und somit die Form der Ausbildung –, vor fast genau zehn Jahren novelliert wurden, lässt sie sich beziehen: Das kontinuierliche Bestreben, die Ausbildung zu optimieren, hat seine Wurzeln in der Geschichte der Kranken- (und später auch der Alten-)pflege (vgl. Menke, 2005, 47ff). Durch die stetigen Änderungen, die sich durch den pflegerischen, medizinischen und technologischen Fortschritt ergeben, wird dieser Prozess jedoch niemals final abgeschlossen sein, was aktuell an dem Bestreben, die Pflegeausbildung wenige Jahre nach der letzten *Optimierung* zu akademisieren, deutlich erkennbar wird (vgl. Ärztezeitung, 2012). Allen Begründungen und Konzeptionen zum Trotz, muss jedoch die Frage erlaubt sein, inwieweit durch eine Änderung der Ausbildung eine Verbesserung zu erwarten ist. Insbesondere am Beispiel der Altenpflegeausbildungsreform vor zehn Jahren wird dies deutlich: Nach der curricularen Umstellung vom Fächerorientierten- zum Lernfeldorientierten Ansatz herrschte zunächst Unsicherheit innerhalb der Fachseminare (die Rahmenbedingungen sowie die Strategie der Umsetzung seien an dieser Stelle dahingestellt). Nachdem das Lernfeldkonzept (LFK) jedoch in den Schulen *angekommen* ist, liegt – knapp eine Dekade nach der letzten großen Reform – eine weitere Optimierung durch das Konzept einer modularisierten Form der Ausbildung vor (vgl. Hundenborn & Knigge-Demal, 2011). Eine weitere denkbare Änderung der Ausbildung, nämlich die Zusammenlegung der Alten- und Krankenpflegeausbildung, wird ebenfalls seit einigen Jahren diskutiert (vgl. bspw. DBfK, 2013, ¶ 1; Hoppe, 2012, 48ff; Schrader, 2013, 8) bzw. bereits modellhaft erprobt (vgl. HTW Saarland, 2013). Die Bereitschaft, die mit großem Aufwand erstellten und – mittlerweile – etablierten Lehrpläne wieder *wegzuwerfen*, kann also als gegeben angesehen werden, ebenso wie die *unermüdliche Ausdauer*, die Lehrpläne stetig zu verbessern.

Inwieweit die einzelnen Curricula, Konzepte und Modelle Vor- wie auch Nachteile aufweisen, soll an dieser Stelle jedoch nicht thematisiert werden. Vielmehr soll eine Evaluation der Altenpflegeausbildung in den Mittelpunkt gerückt werden. Eines der Hauptziele, das mit der Umstellung der Lehrpläne erreicht werden sollte, war eine bessere Verzahnung zwischen theoretischen und praktischen Lehr- / Lerninhalten, also eine Verbesserung des Theorie-Praxis-Transfers (vgl. Hundenborn & Kühn, 2003, 4). Inwieweit speziell dieser Teilaspekt durch den Beschluss der KMK von 1996 bzw. die Gesetzesänderung von 2002 bzw. 2003 erreicht wurde, ist jedoch bislang nicht hinreichend untersucht (vgl. Kapitel 2.4).

Wie oben bereits angemerkt, sind die Umstände der Konzeptionierung und Umsetzung des Lernfeldkonzeptes in der Altenpflegeausbildung im Rahmen dieser Ausarbeitung als obsolet zu betrachten (siehe Kapitel 1.1). Vielmehr drängt sich die Frage auf, aus welchem Grund eine Evaluation der Ausbildungsreform – hier vor allem im Hinblick auf eines der Kernziele, den Theorie-Praxis-Transfer – bislang nicht hinreichend stattfand (vgl. Darmann-Finck, 2010, 609). Zwar ist sowohl von Schülern, Lehrern als auch von Praxisanleitern häufig zu hören, dass ein *Theorie-Praxis-Konflikt* bestehe (vgl. z.B. Darmann, 2004, 197; Bohrer, 2013, 92). Evidente Untersuchungen, die etwaige Probleme jedoch exakt aufdecken und auf deren Grundlage weitere konzeptionelle Änderungen erfolgen könnten, wurden jedoch bislang stark vernachlässigt.

1.1 Relevanz des Themas

Bereits im Jahr 2003, noch vor Inkrafttreten des neuen Altenpflegegesetzes, mahnte Kämmer: „Eine wichtige Voraussetzung bildet [...] die wahrgenommene partnerschaftliche Verantwortungsteilung der Lernorte Theorie und Praxis" (2003, 37). Sie unterstrich damit einerseits die Relevanz der Kooperation beider Einrichtungen und kritisierte andererseits indirekt die unilaterale Verantwortungsübergabe an die Schulen. Weiterhin stellte sie klar heraus, dass „[...] die bewusste Weiterentwicklung der Methodik und Didaktik im Theoriebereich [unerlässlich ist]. Mehr Eigenständigkeit in der Berufsausübung [...] erfordern vor allem eines: selbstständige, reflektierte, mit hoher Verantwortung und Selbststeuerung ausgestattete Berufsangehörige" (ebd., 37). Diese Ziele decken sich mit den Anforderungen, die seitens des Gesetzgebers aufgestellt wurden. Ob und inwiefern die o.g. Zielvorgaben erreicht werden konnten, wurde bislang nicht hinreichend – vor allem unter Berücksichtigung aller beteiligten Akteure – untersucht.

Wie oben bereits beschrieben und in Kapitel 2.4 näher ausgeführt liegen für den Theorie-Praxis-Transfer – speziell für den Bereich der Altenpflegeausbildung – zurzeit wenig nennenswerte Forschungsergebnisse vor. Dies ist unterdessen in der Pflegeforschung angekommen: Bartholomeyczik, Behrens, Görres, Schaeffer und Stemmer bestätigen dies, indem sie diesen Bereich in die *Agenda Pflegeforschung* aufgenommen haben (2012, 39). Weitere Ergebnisse sind daher zu erwarten; ob und inwiefern diese jedoch speziell für den Bereich der Altenpflegeausbildung relevant sein werden, ist ebenso wenig abzusehen wie der Zeitpunkt, Umfang und Schwerpunkt noch folgender empirischer Untersuchungen.

Eine Evaluation des Lernfeldkonzeptes ist jedoch überfällig. Eine bundesweit repräsentative Untersuchung durchzuführen ist jedoch im Rahmen dieser Ausarbeitung nicht möglich; darüber hinaus müssten hierzu die verschiedenen Rahmenlehrpläne der unterschiedlichen Bundesländer berücksichtigt werden, um Rückschlüsse zwischen theoretischer und praktischer Ausbildung ziehen zu können. Aus diesen Gründen hat sich der Autor auf Erhebungen in Nordrhein-Westfalen (NRW) konzentriert. Diese Arbeit kann daher – wenn überhaupt – lediglich die aktuelle Situation in NRW repräsentieren. Von den zum Zeitpunkt der Erstellung dieser Arbeit 141 Fachseminaren für Altenpflege in NRW (vgl. BezReg D, 2013; BezReg HSK, 2011; BezReg K, 2013; BezReg MS, 2012 & BezReg LIP, 2013) wurden 8 Schulen für die Datenerhebung herangezogen, das entspricht 5,6 % aller Altenpflegeschulen des Landes. Es muss jedoch berücksichtigt werden, dass einerseits lediglich Schüler des zweiten und dritten Ausbildungsjahres befragt wurden. Auf der anderen Seite konnten aus organisatorischen Gründen nicht an jeder Schule alle Kurse dieser beiden Jahrgänge befragt werden, sodass der obige Wert (Anteil der Schulen des Landes) nicht mit dem Anteil der Altenpflegeschüler des Landes gleichgesetzt werden kann. Gleiches gilt für die Lehrer, die befragt wurden: Der Anteil an Hauptamtlichen Lehrkräften an den Schulen schwankt z.T. sehr stark (siehe Kapitel 4.1), sodass, insbesondere unter Berücksichtigung des Rücklaufes, der prozentuale Wert der Schulen nicht dem Anteil an Pflegepädagogen bzw. Lehrern für Pflegeberufe des Landes entspricht. Darüber hinaus gibt es keine exakten Zahlen über den Anteil an Praxisanleitern in NRW (vgl. Kapitel 2.1.1). Es kann also nicht genau festgehalten werden, welcher Anteil aller Praxisanleiter in NRW befragt wurde.

1.2 Fragestellung und Hypothesen

Auf der Grundlage des in Kapitel 2 dargestellten theoretischen Hintergrundes sowie der Relevanz des Themas lässt sich die folgende Forschungsfrage formulieren:

Wie gut gelingt der Theorie-Praxis-Transfer in der Altenpflegeausbildung aus der Sicht von Schülern, Lehrern und Praxisanleitern und in welchen Teilbereichen gibt es Defizite?

Im Zusammenhang mit dieser Fragestellung werden auch die folgenden Hypothesen geklärt:

1) *Der Großteil der Altenpflegeschüler erkennt einen „Theorie-Praxis-Konflikt" im Rahmen der Ausbildung und kann viele der gelernten Fachinhalte nicht in der Praxis umsetzen.*

2) *Viele Altenpflegeschüler finden die Betreuung durch die Lehrkräfte in den Zeiträumen der praktischen Ausbildung mangelhaft.*

3) *Die praktische Ausbildung der Schüler wird i. d. R. durch eine „Praxis-mappe" o. ä. strukturiert.*

4) *Lehrer haben oftmals zu wenig Zeit für die Unterrichtsvorbereitung.*

5) *Die meisten Lehrer sind der Ansicht, dass der im Rahmen der theoretischen Ausbildung angebotene fachpraktische Unterricht geeignet und hinreichend praxisnah gestaltet ist.*

6) *Zur Absprache zwischen Schulen und Praxiseinrichtungen (Lehrern und Praxisanleitern) werden von den meisten Schulen regelmäßig „Praxis-anleitertreffen" o.ä. angeboten.*

7) *Die meisten Praxisanleiter haben eine entsprechende pädagogische Weiterbildung absolviert.*

8) *Viele Praxisanleiter werden gar nicht oder nur mit einem sehr geringen Stundenumfang (pro Woche) für die gezielte Anleitung der Schüler freigestellt.*

Im Rahmen dieser Ausarbeitung soll die o.g. Fragestellung untersucht und die angeführten Hypothesen verifiziert bzw. falsifiziert werden.

2 Theoretischer Hintergrund

In diesem Kapitel erfolgt zunächst eine Begriffsdefinition sowie eine Abgrenzung der Begriffe „Praxisanleitung", „Praxisbegleitung" und „Kooperationsvertrag", die sich auf die Zusammenarbeit der beiden ausbildenden Einrichtungen sowie die praktische Ausbildung der Schüler beziehen. Anschließend werden die gesetzlichen Grundlagen sowie die Empfehlungen des Landes NRW näher betrachtet, die für die jeweiligen Einrichtungen hinsichtlich der praktischen Ausbildung sowie der gegenseitigen Kooperation relevant sind. Abschließend werden die bisherigen Studienergebnisse im Bereich des Theorie-Praxis-Transfers in der Altenpflegeausbildung dargestellt.

2.1 Definitionen und Zusammenhänge

Die Begriffe „Praxisanleitung" und „Praxisbegleitung" beziehen sich beide auf die Begleitung des Schülers im Rahmen der praktischen Ausbildung. Beide finden in Pflegesituationen statt, haben jedoch unterschiedliche Zielsetzungen und Schwerpunkte. Daher ist es notwendig, diese voneinander abzugrenzen, um ein klares und einheitliches Verständnis zu erhalten. Darüber hinaus muss der Begriff „Kooperationsvertrag" sowie seine Inhalte und die Zusammenarbeit der ausbildenden Einrichtungen näher erläutert werden, um deren spezifischen Pflichten, Rechte und Verantwortungen zu explizieren.

2.1.1 Praxisanleitung

Die Pflegeausbildung, außerhalb des dualen Systems stehend, kennt als einzige die pädagogische Begleitung Auszubildender im Rahmen der praktischen Ausbildung durch *Praxisanleiter* (vgl. Huber, 2006, 30). Diese sind in Anlehnung an Mamerow mit einem Coach gleichzusetzen. Es genügt nicht, dass der Anleiter eine bestimmte Tätigkeit vormacht, die der Schüler dann durch Nachahmung in seine psychomotorischen Handlungsmuster übernimmt. Ein Coach agiert vielmehr zuverlässig im Hintergrund und führt, begleitet und fördert den Schüler gezielt (vgl. Mamerow, 2006, III). Dabei bringt er dem Schüler nicht nur pflegerische Tätigkeiten bei, sondern prägt darüber hinaus – bewusst oder unbewusst – die persönliche und fachliche Entwicklung des Schülers (vgl. Völkel, 2005, 4). Die Anleitung in der Praxis ist also weitaus umfassender als der Begriff zunächst vermuten lässt. Eine der Kernaufgaben ist hierbei, den Schüler dabei zu unterstützen, Theorie und Praxis miteinander zu vernetzen (vgl. ebd., 7). Um dies in ausreichendem Maße sicherzustellen, ist gemäß des Handlungsleitfadens für das Land

NRW eine Entlastung der Praxisanleitung sicherzustellen, die im Rahmen der Anzahl der zu betreuenden Schüler angemessen ist (vgl. MAGS NRW, 2006a, 8). Konkrete Zeitvorgaben oder Richtwerte werden nicht genannt, allenfalls die Ausbildungs- und Prüfungsverordnung umschreibt weitere Aufgabengebiete der Praxisanleitung. Diese sind demnach, die „[…] Schüler schrittweise an die eigenständige Wahrnehmung der beruflichen Aufgaben heranzuführen und den Kontakt mit der Altenpflegeschule zu halten." (§2 II AltPflAPrV). Nach Völkel (2005, 8f) umfasst diese Beschreibung so viele, teilweise sehr zeitaufwändige Einzeltätigkeiten, dass der Praxisanleitung – in Absprache mit der Heimleitung – entsprechende zeitliche Kapazitäten eingeräumt werden *müssen*.

Bei diesen vielen und hohen Anforderungen an eine Praxisanleitung stellt sich die Frage nach der Qualifikation bzw. den Voraussetzungen, die für diesen speziellen Bereich notwendig sind. Gemäß §4 IV AltPflG und §2 II AltPflAPrV sind Praxisanleiter von den Einrichtungen der praktischen Ausbildung sicherzustellen. Geeignet sind hierfür examinierte Altenpfleger oder Gesundheits- und Krankenpfleger mit mindestens 2-jähriger praktischer Erfahrung im Bereich der Altenpflege und der *Fähigkeit zur Praxisanleitung* (vgl. §2 II AltPflAPrV). Diese Fähigkeit zur Praxisanleitung ist „[…] in der Regel durch eine berufspädagogische Fortbildung oder Weiterbildung nachzuweisen […]" (ebd.). Genaue Werte bzgl. der Anzahl der Pflegenden, die eine solche Fort- bzw. Weiterbildung absolviert haben, lassen sich nicht finden; nach Oestermann & Rais Parsi sind dies 13 % aller Pflegenden in NRW (2011, 45) (dieser Wert ist jedoch nicht repräsentativ).

2.1.2 Praxisbegleitung

Praxisbegleitungen sind von Lehrern durchgeführte Besuche der Schüler in den Einrichtungen der praktischen Ausbildung (vgl. §4 IV AltPflG). Die Hauptaufgaben sind hierbei die Beratung der Praxisanleiter sowie die Unterstützung und Benotung der Schüler (vgl. §2 III AltPflAPrV). Die, wie in Kapitel 2.1.1 bereits dargestellt, pädagogisch durch eine Fort- oder Weiterbildung qualifizierten Praxisanleiter sollen durch den kontinuierlichen Austausch mit den Pflegepädagogen eine den rechtlichen Vorgaben entsprechend qualifizierte praktische Ausbildung gewährleisten, wobei insbesondere die Lehrkräfte den Praxisanleitern unterstützend und beratend zur Seite stehen sollen. Weiterhin soll die Benotung der Schüler „[…] im Benehmen mit dem Träger der praktischen Ausbildung [gemeint sind hier Praxisanleiter – Anm. d. Verf.] festgelegt [werden]" (§3 I AltPflAPrV). Benotungen erfolgen – im Rahmen der Praxisbegleitung – für jeden Praxisbesuch. Hierbei sollen die gleichen Instrumente zum Einsatz kommen, die auch für die praktische Abschlussprüfung verwendet werden (vgl. MAGS NRW, 2006a, 9 & MAGS NRW, 2006b, 82). Die Ergebnisse der Praxisbegleitungen sollen schriftlich dokumentiert werden (MAGS NRW, 2006a, 9). Gemäß des Handlungsleitfadens sollen Begleitungen zum Ende der Probezeit sowie zum Abschluss jedes Lehrjahres erfolgen (vgl. ebd., 9). Weiterhin ist dem Handlungsleitfaden mit Verweis auf §2 III AltPflAPrV zu entnehmen, dass Praxisbegleitungen ausschließlich von „[...] hauptamtlich pädagogisch qualifizierte[n] Lehrkräfte[n] [...]" durchzuführen sind (ebd., 9). Dies ist der entsprechenden Passage der Prüfungsordnung jedoch in diesem Sinne nicht zu entnehmen; vielmehr wird in besagtem Paragraphen gefordert, dass die Schule *Lehrkräfte für die Praxisbegleitungen sicherstellt* (vgl. §2 III AltPflAPrV). Lediglich im Rahmen der Anerkennung einer Schule als Fachseminar für Altenpflege wird gefordert, dass die Schulen „den Nachweis einer im Verhältnis zur Zahl der Ausbildungsplätze ausreichenden Zahl geeigneter, pädagogisch qualifizierter Fachkräfte für den theoretischen und praktischen Unterricht" zur Verfügung stellen (§5 II 2 AltPflG). Ob die Lehrer jedoch hauptamtlich angestellt sein müssen oder als Honorardozenten für die Schule arbeiten, ist nicht explizit differenziert.

2.1.3 Kooperationsvertrag und Zusammenarbeit

Gemäß §13 I AltPflG sind die Schüler bei der Einrichtung der praktischen Ausbildung angestellt, während das jeweilige Fachseminar für Altenpflege nach §4 IV AltPflG die Gesamtverantwortung für die Ausbildung trägt. Da beide Einrichtungen den Schüler ausbilden, muss zwischen ihnen ein *Kooperationsvertrag* geschlossen werden.

Zunächst muss die Einrichtung der praktischen Ausbildung einen Ausbildungsvertrag mit dem Schüler schießen. Die Bedingungen hierzu sind im § 13 I-V AltPflG geregelt. Dieser Vertrag ist jedoch nichtig, sofern das Fachseminar für Altenpflege dem nicht zustimmt (dies gilt jedoch nicht für Altenpflegeschulen, die an der Einrichtung der praktischen Ausbildung angegliedert sind [vgl. §13 VI AltPflG]). Zusätzlich müssen beide ausbildenden Einrichtungen einen Kooperationsvertrag untereinander schließen, in dem die jeweiligen Anteile an der Ausbildung geregelt werden (vgl. MAGS NRW, 2006b, 23).

Für einen optimalen Austausch untereinander wird im Handlungsleitfaden eine *örtliche Nähe* zwischen den ausbildenden Einrichtungen gefordert (vgl. MAGS NRW, 2006a, 8). Zusätzlich soll eine möglichst gemeinsame Abstimmung über den Ausbildungsverlauf von beiden Einrichtungen erarbeitet werden; verantwortlich hierfür ist jedoch letztendlich die

7

Schule, die diesen Plan rechtzeitig vor Ausbildungsbeginn der Einrichtung der praktischen Ausbildung zukommen lassen muss (vgl. ebd., 7f). Für die Bildung des Prüfungsausschusses ist ebenfalls das Fachseminar für Altenpflege zuständig (§6 I AltPflAPrV). Dieses kann im Rahmen der praktischen Prüfung den Praxisanleiter als beratende Person hinzuziehen (§12 IV AltPflAPrV).

2.2 Verpflichtungen seitens der Schule

Die Fachseminare für Altenpflege tragen, wie bereits erwähnt, die Gesamtverantwortung für die Ausbildung. Dementsprechend sind sie verpflichtet, entsprechende Vorgaben einzuhalten, die nicht nur den Unterricht, sondern auch die Strukturierung der Ausbildung regeln. Nachfolgend werden daher die für den Theorie-Praxis-Transfer relevanten Gesetze sowie die Empfehlungen der nordrhein-westfälischen Richtlinie zusammengefasst, die über die oben bereits genannten hinausgehen.

Die praktische Ausbildung der Schüler soll gemäß §5 IV AltPflG durch Praxisbegleitungen der Lehrkräfte unterstützt und gefördert werden. Hierzu muss die Schule „[...] eine im Verhältnis zur Zahl der Ausbildungsplätze ausreichende Zahl geeigneter, pädagogisch qualifizierter Fachkräfte für den theoretischen und praktischen Unterricht [bereitstellen] [...]" (§5 II 2 AltPflG). Weiterhin wird in der Prüfungsordnung sehr deutlich auf mehrere begleitende Besuche eingegangen (§2 III AltPflAPrV), die durch die Anmerkung im Handlungsleitfaden, dass eine enge Zusammenarbeit zwischen Schule und Praxisanleitung sinnvoll ist, ergänzt wird (vgl. MAGS 2006a, 26). Darüber hinaus sollen Praxisbegleitungen insbesondere innerhalb der Probezeit stattfinden (vgl. ebd., 9f). Inwieweit diese Vorgaben für die Praxisbesuche von den Schulen umgesetzt werden, ist in Kapitel 4 näher ausgeführt. Um den Theorie-Praxis-Transfer zu unterstützen, sollen Lernaufgaben für die Praxisblöcke gestellt werden, deren Anspruch mit dem weiteren Voranschreiten der Ausbildung steigen soll (vgl. ebd., 25f). Auch die Umsetzung dieses Teilaspektes des Wissenstransfers wird in dieser Ausarbeitung untersucht (siehe Kapitel 4).

Die Leistungen der Schüler im Rahmen der praktischen Ausbildung werden von der Schule „[...] im Benehmen mit dem Träger der praktischen Ausbildung festgelegt" (§3 I AltPflAPrV). Für diese Bewertungen sollen die gleichen Instrumente angewandt werden, die auch in der praktischen Abschlussprüfung verwendet werden. Hierzu steht im zweiten Teil des Handlungsleitfadens ein Kriterienraster zur Verfügung, mittels dessen die Benotung erfolgen soll (vgl. MAGS 2006b, 82ff).

2.3 Verpflichtungen seitens der Praxiseinrichtung

Die Einrichtungen der praktischen Ausbildung sind als Arbeitgeber der Schüler an entsprechende gesetzliche Vorgaben gebunden, die sie erfüllen müssen. Darüber hinaus müssen sie, in Absprache mit den Altenpflegeschulen, die praktische Ausbildung strukturieren und durchführen. Nachfolgend werden daher die für den Theorie-Praxis-Transfer relevanten Gesetze sowie die Empfehlungen der nordrhein-westfälischen Richtlinie und des praktischen Rahmenlehrplans zusammengefasst, die über die oben bereits genannten hinausgehen.

Der Ausbildungsträger, also die Einrichtung der praktischen Ausbildung muss gemäß §4 IV AltPflG die Ausbildung in der Einrichtung sicherstellen und auch eine Praxisanleitung benennen. Zusätzlich muss eine Vertretung für die Praxisanleitung zur Verfügung stehen (vgl. MAGS, 2006a, 8). Zwar wird die Kooperation zwischen den Einrichtungen häufig auf die Schule bezogen, nach Hundenborn & Kühn (2003, 25) darf dies aber nicht als unilateral verstanden werden; die Einrichtungen – und insbesondere die Praxisanleiter – haben ebenso eine Verpflichtung, diese zu gestalten.

2.4 Bisherige Studienergebnisse

Die Literaturrecherche zur Thematik des Theorie-Praxis-Transfers hat sich als nur teilweise erfolgreich erwiesen. Viele Untersuchungen thematisieren den Theorie-Praxis-Transfer meist nur am Rande oder legen den Fokus auf die Gesundheits- und Krankenpflege bzw. den Bereich *Pflege*, was den Vergleich zwischen den eigenen erhobenen Daten (die speziell den Bereich der Altenpflege untersuchen) und denen aus der Literatur nur bedingt aussagekräftig macht. Andere Studien fokussieren nur eine Sichtweise der drei beteiligten Akteure, was eine entsprechende Gewichtung nach sich zieht bzw. andere Sichtweisen ausblendet. Untersuchungen aus anderen Ländern sind darüber hinaus ebenfalls nur bedingt aussagekräftig, da in diesen Ländern andere Ausbildungsgesetze und Curricula vorliegen. Zudem steht bei vielen Forschungsarbeiten die Evaluation von Modellversuchen im Mittelpunkt, wodurch keine validen Aussagen zur bestehenden Ausbildungsstruktur abgeleitet werden können. Diese Untersuchungen wurden dennoch berücksichtigt und im Folgenden erläutert.

Wie Oestermann, Rais Parsi & Westerholt (2009) bereits in einem studentischen Forschungsprojekt zeigen konnten, bestanden auch sechs Jahre nach der Umstellung der Altenpflegeausbildung auf das Lernfeldkonzept noch z.T. gravierende Probleme beim

Wissenstransfer von der Theorie in die Praxis. Zwar fühlten sich die befragten Schüler des ersten Ausbildungsjahres auf die praktischen Einsätze „angemessen" vorbereitet, jedoch bestätigten sie das Bestehen eines Theorie-Praxis-Konfliktes. Die Ergebnisse dieser Untersuchung sind nicht repräsentativ.

Im Zuge der **Bundesweiten Erhebung der Ausbildungsstrukturen an Altenpflegeschulen von Görres, Panter & Mittnacht (2006)** wurden u.a. Experteninterviews geführt. Einige Teilergebnisse dieser Befragungen thematisieren die Theorie-Praxis-Verzahnung während der Ausbildung. Die genannten Kritikpunkte liegen jedoch vornehmlich im administrativen Bereich, von der spärlichen Präsenz der Lehrkräfte in den Einrichtungen der praktischen Ausbildung sowie der damit einhergehenden Erzeugung einer kontrollhaften Atmosphäre gegenüber den Praxisanleitern und Schülern einmal abgesehen. Die Ergebnisse dieser repräsentativen Umfrage sind jedoch im Kontext dieser Ausarbeitung nur wenig aussagekräftig, da sie die Ursachen eines mangelhaften Transfers nur in Teilen aufdecken und keinerlei Lösungsansätze benannt werden.

Die Leitfrage **wie Auszubildende in der Altenpflege lernen** stellte den Kern der von Stoffel (2012) durchgeführten Studie dar. Hierzu befragte er 143 Schüler eines Fachseminars für Altenpflege. Als Gesamtergebnis konnte festgehalten werden, dass für die meisten Schüler visuelle Informationen für den Erstkontakt einer neuen Thematik am besten geeignet waren (52,2 %), während auditive Informationen mit knappem Vorsprung die beste Verarbeitung boten (36,3 %). Kinästhetische Informationen boten die beste Überprüfung von Lerninhalten auf ihre Stimmigkeit hin (44,8 %). Stoffel brachte es auf den Punkt, indem er konstatierte: „Lernangebote müssen sich nach den Wahrnehmungssystemen der SchülerInnen ausrichten und nicht die Lernenden nach den aktuell favorisierten Unterrichtsmodellen" (ebd., 222).

Lernfeldorientierte Gestaltung von Lehr- / Lernprozessen in der (Alten-) Pflegeausbildung ist der Titel einer von Hörmann & Lenz (2009, 473) vorgestellten Studie. Hierin untersuchten die Autorinnen die Umsetzung Kompetenzorientierter Unterrichtsgestaltung, eine Heranführung zur Selbstreflektion der Schüler sowie die Kooperationsstrukturen. Als Ergebnis konnte festgehalten werden, dass sich durch die Implementierung des LFK der Unterricht sowohl aus Sicht der Lehrer wie auch der Schüler merklich zum positiven gewandelt hatte, sodass „[...] letztendlich ein fachlich und didaktisch begründeter Methodenmix [...]" (ebd., 477) entstanden ist, der einen „[...] mittleren bis hohen [...]" (ebd., 477) Umsetzungsgrad des Fachwissens nach sich zog.

10

Die **Gestaltung einer Lernwerkstatt** war ein Modellversuch um ein Skills Lab an einer Schweizer Krankenpflegeschule – und somit gleichzeitig an ein Spital – anzugliedern (vgl. Zúñiga, 2003). Hier hatten sowohl Schüler als auch Lehrer, Praxisanleiter und Pflegende zu den jeweiligen Öffnungszeiten freien Zugang, um reale Berufs- und Pflegesituationen einzuüben. Es zeigte sich dass dieses freiwillige Lernangebot – insbesondere beeinflusst durch die *ungezwungene* (Lern-)Atmosphäre sowie die kollegiale Unterstützung zwischen den Teilnehmenden – den Theorie-Praxis-Transfer der Schüler positiv beeinflusste. Zúñiga beschrieb die Einführung der Lernwerkstatt als „[…] grosse Bereicherung […]" (ebd., 63).

Das Cedar Crest College Department of Nursing in Pennsylvania führte im Rahmen einer Reakkreditierung eine Curriculum-Reform durch, um den Theorie-Praxis-Transfer zu verbessern (vgl. Koch, 2012). Aus einer Literaturanalyse ergaben sich **sieben methodische Empfehlungen**, um dies zu erreichen: Als Kernelemente sollten eine Kongruenz zwischen Theorie und Praxis hergestellt sowie Lernsituationen in einen klinischen Kontext eingebettet werden, die ihrerseits zusammen mit Experten aus der Pflegepraxis gestaltet werden; die *traditionelle Trennung* zwischen Theorie und Praxis sollte somit aufgehoben werden. Weiterhin sollten sich Studierende beim Lernen untereinander unterstützen, um Pflegeprobleme an bestimmte Kompetenzen anzuknüpfen. Somit „[…] erlebt der einzelne Teilnehmer Lerninhalte als relevant für seine alltägliche Arbeit" (ebd., 151). Die beiden letzten Punkte waren die Implementierung von Videoaufzeichnungen klinischer Experten sowie interdisziplinäres Lernen klinischer Kompetenzen.

In der qualitativen Untersuchung **Berufsbildung zwischen Anspruch und Wirklichkeit** von Kersting (2002) wurden je zehn Krankenpflegeschüler des ersten, zweiten und dritten Ausbildungsjahres interviewt. Grundlage war eine berufstypische Situation, in der mehrere Akteure jeweils nachvollziehbare Sichtweisen hatten, die die Schüler jedoch vor einen moralischen Konflikt stellten. Es zeigte sich, dass die meisten Schüler (14) der Kategorie *Idealisierung falscher Werte* zugeordnet wurden, d.h. sie waren bestrebt den moralischen Konflikt zu lösen, jedoch waren alle Lösungsvorschläge rein funktionaler Natur. Jeweils 6 Probanden nahmen die Situation als gegeben hin bzw. fühlten sich in ihrer Rolle als *Opfer*.

Im Rahmen des Modellversuchs **Wissenstransfer in der Pflege** von Roes (2004a) wurden zwei Konzepte erprobt um Anleitungssituationen anders bzw. neu zu strukturieren. Hierzu wurden an zwei Krankenpflegeschulen dezentrale Modellstationen entworfen, in denen Anleitungen stattfanden. Zugang zu diesen Stationen hatten neben Schülern und Praxisanleitern / Mentoren auch Pflegelehrer und Personen aus anderen Funktionsbereichen, wie bspw. der Physiotherapie. Im Rahmen der Evaluation wurden förderliche wie auch hinderliche Faktoren identifiziert, die einen Theorie-Praxis-Transfer unterstützen bzw. ihm hinderlich gegenüber standen. Als positiv stellten sich z.b. die dezentrale Lage, die Bearbeitung am Realgeschehen sowie die Präsenz der Pflegelehrer heraus, während die Akzeptanz der Position des Anderen, die Kommunikationsstruktur zwischen Schule und Praxiseinrichtung sowie die Rahmenbedingungen der Einrichtungen negative Auswirkungen hatten (vgl. ebd., 272ff).

Glissmann (2008) untersuchte in ihrer Diplomarbeit „**Wissenschaftlich fundierte Pflegeausbildung zwischen Anspruch und Wirklichkeit**" die im Rahmen der Curriculumrevision der Krankenpflegeausbildung geforderte wissenschaftliche Fundierung der Unterrichtsinhalte im Rahmen der Unterrichtsvorbereitung. Als Ergebnis beschrieb sie eine „[…] Typologie von Pflegelehrenden […]" (ebd., 69), die sich, unterschiedlich stark ausgeprägt, vom rein auf Pflegelehrbücher fundierenden Fachwissen lösten und entsprechend ihrer eigenen wissenschaftlichen Fundierung empirische Erkenntnisse in ihren Unterricht einfließen ließen.

Die Dissertation **Professionelles Handeln als Mittel zur Bewältigung des Theorie-Praxis-Problems in der Krankenpflege** von **Veit (2002)** ist ebenfalls im Kontext dieser Ausarbeitung nur bedingt relevant, da sie nur die Perspektive der Krankenpflege in den Blick nimmt und darüber hinaus primär Rollenerwartungen in Korrelation mit dem Professionalitätsbegriff fokussiert.

Insgesamt lässt sich festhalten, dass speziell für den Bereich der Altenpflege bislang nur sehr wenige Untersuchungen vorliegen und der Theorie-Praxis-Transfer in diesem Bereich nicht hinreichend erforscht ist. Es existieren zwar Ergebnisse aus verschiedenen Modellforschungen, diese sind jedoch zumeist zu sehr auf die Projektziele ausgerichtet, als dass sich allgemeingültige Aussagen daraus ableiten lassen, was die Aussagekraft dieser Ergebnisse zum Teil in Frage stellt (vgl. Darmann-Finck, 2010, 609f).

3 Untersuchungsmethodik

Im Folgenden wird der Zugang zu den an der Befragung teilnehmenden Einrichtungen erläutert. Die Beschreibung der Einrichtungen sowie des Untersuchungsinstrumentes erfolgen in Kapitel 3.2.

3.1 Feldzugang

Der Kontakt zu den Probanden wurde ausschließlich über die jeweiligen Einrichtungen hergestellt. Die Kontaktaufnahme zu den Einrichtungen erfolgte jeweils telefonisch. Die weitere Korrespondenz verlief in Absprache mit den jeweiligen Ansprechpartnern telefonisch, per eMail, postalisch oder persönlich. Der Ablauf der Befragungen sowie Rückfragen seitens der Einrichtungen wurden jeweils in einem Gespräch mit den jeweiligen Kontaktpersonen besprochen. Im Anschluss an das Gespräch übergab der Autor die entsprechende Anzahl an Fragebögen und Einverständniserklärungen an die jeweiligen Kontaktpersonen der Einrichtungen. Die Anzahl abgegebener Fragebögen entsprach in allen Fällen der Anzahl derjenigen Lehrer, die Praxisbegleitungen durchführen (unabhängig von der Gesamtanzahl der hauptamtlichen Lehrer) sowie der Anzahl der Praxisanleiter in den Einrichtungen der praktischen Ausbildung. Die Ausgabe der Fragebögen an die Mitarbeiter wurde dann entsprechend intern geregelt.

Die ausgefüllten Fragebögen der Teilpopulationen „Lehrer" und „Praxisanleiter" wurden in den jeweiligen Einrichtungen bis zum vereinbarten Abgabezeitpunkt zunächst intern gesammelt und anschließend an einem zentralen Ort zur Abholung bereit gelegt. Die Probanden hatten hierfür die Möglichkeit, die Fragebögen in einem bereitgelegten Umschlag abzugeben bzw. in einen bereitgestellten verschlossenen Behälter abzuwerfen, um die notwendige Anonymität zusätzlich zu erhöhen. Lediglich die Befragung der Schüler hat der Autor in allen Fällen persönlich übernommen, da diese im Rahmen der theoretischen Ausbildung in den Schulen vollständig angetroffen werden konnten. Nach einer kurzen Vorstellung des Autors sowie der Erläuterung der Hintergründe und Inhalte der Befragung wurden den Schülern – wenn nötig – weitere Rückfragen beantwortet. Im Anschluss daran wurden die Einverständniserklärungen sowie die Fragebögen ausgeteilt. Der Autor sammelte diese direkt nach dem Ausfüllen wieder ein; somit konnte bei der Teilpopulation „Schüler" durchgehend ein Rücklauf von 100 % erzielt werden.

Die Einrichtungsleitungen wurden darauf aufmerksam gemacht, dass sie die Möglichkeit hatten, die Gesamtergebnisse der Befragung zu erhalten. Hierfür wurde ein entsprechendes Formular zur Verfügung gestellt, auf dem angegeben werden konnte, auf welchem Weg die Ergebnisse bei Interesse zugestellt werden sollten (per eMail oder postalisch). Mit den Einrichtungsleitungen wurde hierbei vereinbart, dass aus Gründen der Anonymität ausschließlich die Ergebnisse der Gesamtbefragung und keine detaillierten Auswertungen einzelner Einrichtungen mitgeteilt wurden.

3.2 Feldbeschreibung

Im Folgenden werden die an der Befragung teilnehmenden Einrichtungen, das Untersuchungsinstrument (inkl. Pretest) sowie die Methode der Datenauswertung beschrieben. Der Autor hat für die Befragung folgende Teilpopulationsgrößen angestrebt:

Tabelle 1: Angestrebte Größen der Teilpopulationen

Teilpopulation	Angestrebte Anzahl an Probanden
Schüler	ca. 130
Lehrer	30-40
Praxisanleiter	30-40

Die größte Teilpopulation sollten somit die Schüler darstellen, da sie diejenigen sind, die das gelernte Wissen in die praktische Arbeit integrieren, also den Transfer des gelernten Wissens in die Berufspraxis vollziehen müssen (vgl. Lauber, 2013, 71). Da dieser jedoch „[...] – an allen Lernorten – der Unterstützung und Förderung bedarf" (ebd., 71), dürfen selbstverständlich die Erfahrungen und Ansichten der Lehrer und Praxisanleiter nicht unberücksichtigt bleiben; insbesondere im Hinblick auf konkrete Lern-, Anleitungs- und Begleitungssituationen, in denen die Schüler – durch sie begleitet – diesen Wissens- und Handlungstransfer, der für sie immanenter Bestandteil der Ausbildung ist, vollziehen. Darüber hinaus stehen die Schüler sehr eng mit den Akteuren der theoretischen wie auch der praktischen Ausbildung in Kontakt, sie bilden also gewissermaßen die wichtigste Schnittstelle zwischen der schulischen und der berufspraktischen Ausbildung. Aus diesen Gründen wurden ihre Erfahrungen, Meinungen und Vorschläge besonders stark gewichtet, was sich nicht nur auf die Anzahl der Probanden bezieht, sondern darüber hinaus auch einen Einfluss auf die Quantität der Auswertungen in Kapitel 4 nach sich zieht. Dementsprechend wurden die Ergebnisse der Schüler intensiver und ausführlicher betrachtet, analysiert und interpretiert als die der Lehrer und Praxisanleiter, ohne dabei jedoch den Kern dieser Arbeit, den Theorie-Praxis-Transfer sowie das Aufdecken von Problemen an den verschiedenen Schnittstellen, aus den Augen zu verlieren.

3.2.1 Beschreibung der Einrichtungen

Insgesamt beteiligten sich 8 Altenpflegeschulen[2] sowie 9 Einrichtungen der praktischen Ausbildung aus verschiedenen Regionen Nordrhein-Westfalens an der Befragung. Im Folgenden werden die Einrichtungen kurz portraitiert. Da an jedem Fachseminar für Altenpflege sowohl Schüler als auch Lehrer befragt wurden, werden diese Einrichtungen an dieser Stelle zusammengefasst.

3.2.1.1 Altenpflegeschulen (Schüler & Lehrer)

Um die notwendige Anonymität der Altenpflegeschulen zu gewährleisten, werden sie in Tabelle 2 mit einer Nummer gekennzeichnet und lediglich anhand der räumlichen Zuordnung, der Anzahl der Lehrkräfte sowie der Anzahl der Schulplätze, der tatsächlichen Schüler und der Kurse differenziert:

Tabelle 2: Beschreibung der Schulen

Einrichtungs-Code	Räumliche Zuordnung	Anzahl der Lehrkräfte		Anzahl der Schul-plätze	Anzahl der Schüler	Anzahl der Kurse
		Haupt-amtlich	Honorar-dozenten			
Schule 1	Großstadt	3,5	ca. 30	150	83	6
Schule 2	Großstadt	5	20	75	84	3
Schule 3	Ländlich / Stadtnah	8	60	225	200	8
Schule 4	Stadt (beide)	23 (ges.)	40 (ges.)	ca. 400 (ges.)	ca. 400 (ges.)	20 (ges.)
Schule 5	Stadt	5	3	75	82	3
Schule 6	Stadt	3	7	100	76	3
Schule 7	Großstadt	8	20	270	207	9
GESAMT		**55,5**	**180**	**1.295**	**1.132**	**52**

Somit bilden insgesamt 55,5 hauptamtliche Lehrer und 180 Honorardozenten von acht verschiedenen Altenpflegeschulen 1.132 Altenpflegeschüler des zweiten und dritten Lehrjahres aus. Diese verteilen sich auf 52 Kurse, sodass jeder Kurs im Schnitt 21,7 Teilnehmer hat. Die Schulen sind, zusammengerechnet, zu 87,4 % ausgelastet. Dies bestätigt den von Görres, Panter & Mittnacht erhobenen Wert von 86,8 % (2006, 34). Der größte Teil der Schulen (87,5 %) beschäftigt mit einem Verhältnis von 4,4 : 1 mehr Honorardozenten als hauptamtliche Lehrer. Damit hat sich das Verhältnis von 2006 leicht verändert [61,1 % aller Schulen gab an, mit 4 : 1 mehr Honorardozenten als hauptamtliche

---

[2] Bei *Schule 4* handelt es sich um zwei Einrichtungen an verschiedenen Standorten, die jedoch denselben Träger haben. Die Angaben zur Schule und zum Rücklauf (siehe Kapitel 3.2.1.1 und 4.1.1) beziehen sich jedoch auf beide Schulen, da der Schulleiter diese nicht separierte.

Lehrer zu beschäftigen]) (vgl. ebd., 48f). Es muss jedoch bedacht werden, dass die Anzahl der Schulen der eigenen Erhebung sehr gering ist, was diese Ergebnisse nicht repräsentativ macht.

3.2.1.2 Altenheime / Ambulante Pflegedienste (Praxisanleiter)

Insgesamt beteiligten sich 9 Einrichtungen der praktischen Ausbildung an der Befragung. Um die notwendige Anonymität zu gewährleisten, werden die Einrichtungen in Tabelle 3 mit einer Nummer gekennzeichnet und lediglich anhand der Art der Einrichtung, der räumlichen Zuordnung sowie der Anzahl der Mitarbeiter, Praxisanleiter, Klienten und Schüler differenziert:

Tabelle 3: Beschreibung der Einrichtungen

Einrichtungs-code	Art der Einrichtung	Räumliche Zuordnung	Anzahl der Mitarbeiter in der Pflege		Anzahl der Bew. / Klienten	Anzahl der Schüler
			Anzahl Mitarbeiter	davon PA		
Einrichtung 1	Stationär	Großstadt	50	3	80	10
Einrichtung 2	Ambulant	Ländlich	15	1	60	2
Einrichtung 3[3]	Ambulant	Ländlich	22	1	132	0
Einrichtung 4	Stationär	Stadt	63	7	80	8
Einrichtung 5	Stationär	Stadt	50	5	110	10
Einrichtung 6	Stationär	Stadt	100	5	88	5
Einrichtung 7	Ambulant	Stadt / Ländlich	23	3	120	0
Einrichtung 8	Stationär	Stadtnah	66	4	150	6
Einrichtung 9	Stationär	Stadtnah	36	8	72	6
GESAMT AMBULANT			**60**	**5**	**312**	**2**
GESAMT STATIONÄR			**365**	**32**	**580**	**45**
GESAMT			**425**	**37**	**892**	**47**

Insgesamt bilden somit 37 Praxisanleiter der neun Einrichtungen der Befragungen 47 Schüler aus, wobei zwei Schüler die Ausbildung im Bereich der ambulanten Pflege absolvieren und 45 Schüler in Einrichtungen der stationären Altenhilfe ausgebildet werden. Hierbei ist das Verhältnis von Pflegenden zu Bewohnern / Klienten mit insgesamt 1 : 2,09 höher als im Bundesdurchschnitt (1 : 1,58) (vgl. Statistisches Bundesamt, 2013a, 8ff; Statistisches Bundesamt, 2013b, 8ff). In den stationären Einrichtungen liegt das Verhältnis mit 1 : 1,58 zwar deutlich über dem NRW-weiten Durchschnitt (1 : 1,08) (vgl. Statistisches Bundesamt, 2013b, 8ff). In den befragten ambulanten Pflegeeinrichtungen ergibt sich

---

[3] Da diese Einrichtung – ebenso wie die Einrichtung 7 – aktuell keine Schüler ausbilden, beruhen die Angaben der Probanden dieser beiden Einrichtungen auf ihren bisherigen Erfahrungen als Praxisanleitung.

jedoch eine sehr drastische Abweichung; hier liegt das Verhältnis mit 1 : 5,2 exorbitant über dem landesweiten Durchschnitts (1 : 2,02) (vgl. Statistisches Bundesamt, 2013a, 8ff). Zwar sind die Zahlen der eigenen Erhebungen nicht repräsentativ, dennoch ergeben sich hieraus, insbesondere für die befragten Einrichtungen im ambulanten Bereich, Konsequenzen für die Ausbildung der Schüler. Bei einem Verhältnis von Pflegenden zu Klienten, das so enorm hoch ist, sind die zeitlichen Ressourcen, die eine Praxisanleitung zweifelsohne für die Ausbildung der Schüler benötigt, entsprechend knapp. Doch auch für die Befragungsergebnisse hat dies Auswirkungen: Praxisanleitungen, die einem solchen Zeitdruck unterworfen sind, haben durch diesen entsprechend weniger Zeit für die Anleitungen der Schüler wie auch für die Kooperationsgespräche mit den Schulen, was sich auf die Ergebnisse auswirken kann. Für die Probanden der stationären Einrichtungen ist dies nicht zu befürchten.

3.2.2 Beschreibung der Untersuchungsinstrumente und Begründung der Fragen

Als Untersuchungsinstrumente für die Datenerhebung wurde für jede der drei Teil-populationen ein Fragebogen entwickelt. Zusätzlich wurden alle Probanden vor dem Ausfüllen des Fragebogens gebeten, eine Einverständniserklärung zu unterschreiben. Diese enthält – zusätzlich zur Erklärung sowie der Unterschrift – im unteren Teil die eMail-Adresse des Autors[4] sowie den Hinweis, dass alle Fragebögen mit einem Pseudonym versehen werden, dass sich aus dem ersten Buchstaben des Vornamens der Mutter, dem letzten Buchstaben des Vornamens des Vaters, dem Tag des Geburtsdatums (2-stellig) sowie dem letzten Buchstaben des Nachnamens der Probanden zusammensetzt. Wenn einzelne Probanden ihr Einverständnis im Nachhinein widerrufen wollten, hätte eine anonyme eMail an den Autor mit dem entsprechenden Pseudonym gereicht, damit dieser den Bogen unter Wahrung des Datenschutzes aus den Gesamtergebnissen entfernen und vernichtet hätte. Dieser Teil der Einverständniserklärung war perforiert, sodass die Probanden diesen Abschnitt abreißen und behalten konnten.

Die erste Seite ist bei allen Fragebögen identisch: Ein kurzer Einführungstext gibt den Probanden noch einmal einen kurzen Überblick über den Inhalt und Zweck der Befragung. Außerdem sind auf dieser Seite die Felder für die Pseudonyme der Fragebögen. Jeder Bogen gliedert sich in drei Teile: Einen allgemeinen Teil, in dem Daten zur Person zur

---

[4] Die eMail-Adresse des Autors wurde für die Veröffentlichung der Arbeit entfernt.

Bildung bivariater Zusammenhänge erhoben wurden, einen spezifischen Teil, in dem gezielte Fragen zum Theorie-Praxis-Transfer sowie zur Kooperation der Einrichtungen gestellt wurden, und einen abschießenden Teil, in dem Daten zur Arbeits- bzw. Ausbildungssituation erhoben wurden. Alle Fragebögen sowie die Einverständniserklärung befinden sich zur Einsicht im Anhang 1 und 2. Nachfolgend werden alle drei Bögen detailliert vorgestellt.

3.2.2.1 Fragebogen „Schüler"

Im ersten Teil des Fragebogens werden anhand von acht Fragen allgemeine Daten zur Person, wie bspw. das Alter, Geschlecht, Lehrjahr, die Art der Ausbildung (Voll- oder Teilzeit), die Art der Einrichtung der praktischen Ausbildung sowie die Vorerfahrung in der Pflege erhoben. Diese Daten dienen im späteren Verlauf der Analyse der bivariaten Zusammenhänge.

Der zweite Teil bildet mit 17 Fragen den Hauptteil des Bogens. Hier werden verschiedene Aspekte des Theorie-Praxis-Transfers, wie bspw. die Vorbereitung auf das praktische Arbeiten innerhalb der Schule, die Implementierung einer Praxismappe oder Lernaufgaben, die Betreuung von Lehrern innerhalb der Praxiseinsätze und die Betreuung durch die Praxisanleiter, thematisiert. Da „das Gespräch zwischen dem Experten und dem Novizen, also zwischen Lehrer und Schüler [...] für den Erwerb von Reflexionskompetenz förderlich [ist] [...]" (Darmann, 2004, 201), wurde dieser Aspekt ebenfalls berücksichtigt. Hier sollten die Schüler nicht nur angeben, ob von der Schule solche Reflektions- oder Studientage angeboten werden, sondern auch deren Häufigkeit angeben und Nutzen beurteilen. Kooperationstage, wie sie an einer Schweizer und auch einer Deutschen Schule modellhaft erprobt wurden, sind hiermit jedoch nicht gemeint (vgl. Blaha, Hansmann & Umbescheidt, 2009, 372 & Biehl, 2013, 95). Im Rahmen der genannten Kooperationstage wurden Praxisanleiter und examinierte Pflegende in die Schulen eingeladen, um fachliche Diskussionen miteinander zu führen und auch um fachpraktischen Unterricht abzuhalten. Dieses Konzept muss klar von den in der Altenpflegeausbildung üblichen Reflektionstagen abgegrenzt werden.

Da die Vorbereitung auf die Praxis im Rahmen der schulischen Ausbildung einen zentralen Aspekt der Ausbildung darstellt, ist dieses Item ebenfalls durch mehrere Fragen in den Fragebogen integriert, die z.T. auch als Kontrollfragen dienen. Da ein einmaliges Durchführen einer Handlung noch nicht zur Beherrschung führt und sich eine

Übungssituation erheblich von einer realen Pflegesituation unterscheidet, müssen entsprechende psychomotorische Kompetenzen durch die Schule gezielt angebahnt werden, um die Schüler adäquat auf die Berufspraxis vorzubereiten (vgl. Darmann, 2004, 203). Um dies zu untersuchen, sollten die Schüler vorformulierte Sätze, die diese und andere Teilaspekte hervorheben, bewerten. Hierzu stehen die Bewertungsmöglichkeiten „Trifft zu", „Trifft eher zu", „Trifft eher nicht zu" und „Trifft nicht zu" zur Verfügung.

Ein wesentlicher Bestandteil zur Vernetzung von Theorie und Praxis bilden Lernaufgaben. Sie „[...] bieten eine geeignete Möglichkeit, Wissensanwendung und Reflexion direkt im beruflichen Handeln zu verankern, indem sie konkrete berufliche Handlungen zum Inhalt haben und mit Leitfragen die Reflexion simulieren" (Müller, 2005, 685). Jedoch nützen die besten Lernaufgaben nichts, wenn die Schüler diese nicht bearbeiten. Daher werden, neben der Frage, ob die Schule überhaupt Lernaufgaben für die praktische Ausbildung anbietet, auch die Frage gestellt, in welchem Ausmaß die Schüler diese bearbeiten und welchen Nutzen sie selbst darin sehen.

Im letzten Teil des Bogens werden Fragen zur allgemeinen Ausbildungssituation gestellt. Hier sollen die Schüler zum Einen vorformulierte Sätze, die einzelne Aspekte der Ausbildung betreffen, mit den Antwortmöglichkeiten „Tritt zu", „Trifft eher zu", „Trifft eher nicht zu" und „Trifft nicht zu" bewerten. Zum Anderen werden ausgewählte Teilaspekte, die die Ausbildung insgesamt erschweren, wie bspw. der Schichtdienst, psychische Belastungen, gesundheitliche Probleme oder Personalmangel, abgefragt. Diese sollen die Probanden mit den Aussagen „Trifft zu", „Trifft eher zu", „Trifft eher nicht zu" und „Trifft nicht zu" bewerten. Zum Abschluss steht die Frage nach der Gesamtzufriedenheit mit der Ausbildung, die die Schüler mit „Sehr zufrieden", „Eher zufrieden", „Eher nicht zufrieden" und „unzufrieden" bewerten sollen. Der verbleibende Platz steht für sonstige Anmerkungen zur Verfügung.

3.2.2.2 Fragebogen „Lehrer"

Im ersten Teil des Fragebogens werden wieder allgemeine Daten zur Person für die Analyse bivariater Zusammenhänge abgefragt (z.B. Alter, Geschlecht, Berufsbildung, aktive Arbeit in der Pflege, pädagogische Qualifikation, Dauer der Tätigkeit als Lehrer, aktuelle Position und Anzahl der betreuten Kurse und Schüler).

Im Hauptteil wird anhand von 14 Fragen die Vorbereitung der Schüler auf die praktische Ausbildung sowie die Zusammenarbeit der Lehrer mit den Praxisanleitern erhoben. Hier lassen sich drei zentrale Inhalte benennen: 1) Der Unterricht der Lehrer und die Begleitung von Schülern, 2) Organisatorische Rahmenbedingungen und 3) die konkrete Zusammenarbeit mit den Praxisanleitern.

Zu Ersterem wird konkret nach den Vorbereitungen im Unterricht (z.B. ob Reflektionstage oder fachpraktischer Unterricht angeboten werden oder ob gezielt Referenten einbezogen werden, die praktische Anteile einbinden) sowie zu Durchführung, Häufigkeit und Nutzen von Praxisbegleitungen gefragt. Dass fachpraktischer Unterricht bzw. der Einsatz eines Skills Labs den Theorie-Praxis-Transfer signifikant verbessern können, konstatierte Zúñiga bereits im Jahr 2003 (54ff), denn „zur schrittweisen Aneignung von Situationen und Fähigkeiten ist der Lernort Praxis […] nicht geeignet, da sich die Situationen dort stets in voller Komplexität präsentieren und dies insbesondere für Anfänger eine Überforderung darstellen dürfte" (Darmann, 2004, 202). Ob und wie diese Ansätze jedoch in den Altenpflegeschulen umgesetzt werden, gilt es zu untersuchen.

Zu den organisatorischen Rahmenbedingungen zählen bspw. die Implementierung einer Praxismappe und ggf. deren Inhalte. Dass der gezielte Einsatz solcher Instrumente eine Reihe von Vorteilen mit sich bringt, wurde bereits 1998 von Bösche, M., Dellbrügge, J., Famulle, G., Hampel, A., Johann, H., Kirkamp, G. B., Prüfer, A. & Vogt, M. (40) nachgewiesen. Jedoch verbessert eine Praxismappe nicht per se durch ihre bloße Präsenz die Leistungen der Schüler oder die Verzahnung zwischen Theorie und Praxis. Zunächst kommt es auf die Inhalte an, die dieses Instrument mit sich bringt. Im nächsten Schritt sind somit die Schüler und Praxisanleiter am Zug, die diese Mappe zur Strukturierung der praktischen Ausbildung einsetzen müssen.

Der dritte zentrale Inhalt bezieht sich konkret auf die Kooperation zwischen Lehrern und Praxisanleitern. Nach Illamnn-Kieren stellt eine gezielte, in Zusammenarbeit mit der Schule erstellte Erarbeitung eines auf die Lernfelder abgestimmten Ausbildungsplanes für die praktische Ausbildung eher die Ausnahme als die Regel dar (vgl. Illmann-Kieren, 2004, 218ff). Da eine solch intensive Zusammenarbeit im Rahmen der Ausbildung wünschenswert ist, aber leider die Ausnahme bleibt, wird zum einen nach anderen Kooperationsstrukturen, den sog. *Praxisanleiter-Treffen*, gefragt. Zum anderen sollen die Probanden in zwei Fragekomplexen die allgemeine Kooperation mit den Praxisanleitern sowie den Einrichtungen der praktischen Ausbildung beurteilen. Hierfür steht jeweils eine

Antwortmatrix zur Verfügung, in der zunächst zwischen den beiden Hauptantworten „Sehr gut" und „Gut" sowie „Eher schlecht" und „Sehr schlecht" differenziert wird. Je nachdem ob die Antwort positiv oder negativ ausfällt, stehen den Probanden im Folgenden vorformulierte Antwortmöglichkeiten zur Verfügung, um ihre Antwort zu begründen. Zusätzlich ist jeweils ein Feld für sonstige Bemerkungen vorgesehen. Abschießend sollen die Lehrer acht vorformulierte Sätze, die sich auf die Ausbildung der Schüler sowie konkret auf den Theorie-Praxis-Transfer beziehen, bewerten. Hierzu stehen die Auswahlmöglichkeiten „Trifft zu", „Trifft eher zu", „Trifft eher nicht zu" und „Trifft nicht zu" zur Verfügung.

Im abschießenden Teil des Fragebogens sollen die Probanden wieder zunächst vorformulierte Sätze beurteilen, die sich auf konkrete Arbeitsgebiete beziehen. Anschließend wird nach Faktoren, die die Arbeit erschweren, wie z.b. Zeit- und Personalmangel, psychische Belastung oder auftretenden Konflikten, gefragt. Für beide Fragen stehen die Auswahlmöglichkeiten „Trifft zu", „Trifft eher zu", „Trifft eher nicht zu" und „Trifft nicht zu" zur Verfügung. Den Abschluss bildet auch in diesem Bogen die Frage nach der allgemeinen Zufriedenheit mit der Arbeitssituation. Hier sollen die Probanden angeben, ob sie mit ihrer Arbeit „Sehr zufrieden", „Eher zufrieden", „Eher nicht zufrieden" oder „unzufrieden" sind. Der verbleibende Platz auf der letzten Seite steht wieder für sonstige Anmerkungen zur Verfügung.

3.2.2.3 Fragebogen „Praxisanleiter"

Der erste Teil dieses Bogens stellt wieder allgemeine Daten zur Bildung von bestimmten Kohorten in der Auswertung in den Vordergrund. Hier wird u.a. nach dem Alter, dem Geschlecht, dem Schulabschluss, der Grundausbildung, der Dauer der Tätigkeit in der Pflege, der Art der Einrichtung, der Dauer der Arbeit als Praxisanleitung sowie der Qualifikation als Praxisanleitung gefragt. Letzteres ist insofern relevant, als dass auch eine Dekade nach der Gesetzesänderung noch nicht alle Pflegenden, die als „Praxisanleiter„ arbeiten, auch tatsächlich an einer entsprechenden Weiterbildung teil-genommen bzw. diese erfolgreich abgeschlossen haben (vgl. Kapitel 2.1.1).

Im zweiten Teil des Fragebogens wird zunächst nach der Anzahl der Schüler, die die Praxisanleitung betreut, gefragt. Daran anknüpfend wird gefragt, ob für die gezielte Anleitung der Schüler „Sonderzeiten" im Tagesablauf zur Verfügung stehen. Diese Frage ist elementar, da trotz allgegenwärtigem Personalmangel im Bereich der Altenpflege (vgl.

Dribusch, 2012) die Schüler mehr Zeit für das Erlernen von neuen Tätigkeiten benötigen, als examinierte und langjährig erfahrene Pflegende; daher haben Praxisanleiter eine *Schlüsselposition* im Betrieb, um den Lernprozess der Schüler zu begleiten (vgl. Zúñiga, 2003, 54). Diese Begleitung fokussiert jedoch nicht nur die psychomotorische Kompetenzanbahnung. „Pädagogisch-didaktisches Handeln muss [...] auch den Lernprozess selbst zum Thema machen und Kompetenzen anbahnen, die Lernende befähigen, ihre Lernprozesse reflektiert, verantwortlich und zunehmend selbstgesteuert zu organisieren." (Lauber, 2013, 71). Daher spielt die Zeit in der praktischen Ausbildung eine wesentliche Rolle, da ein erhöter Zeitbedarf gegenüber den Auszubildenden nicht nur auf die rein praktischen Tätigkeiten bezogen sind, sondern Reflektionsprozesse ebenfalls berücksichtigt werden müssen.

Um Vergleiche zwischen den Probanden herstellen zu können wird ebenfalls nach der Anzahl der Bewohner / Klienten sowie der Anzahl an Kollegen in durchschnittlichen Früh- und Spätdiensten gefragt. Ebenso die Anzahl der gemeinsamen Dienste (bzw. Touren im ambulanten Bereich), die Schüler und Praxisanleiter zusammen haben, sind relevant. Da „erlerntes Wissen [...] im direkten Handeln abgefordert [wird] und [...] so Zugang zu sich verändernden oder neu entstehenden Handlungskonzepten erhält" (Müller, 2005, 685), sind durch Praxisanleiter begleitete Pflegesituationen für die Schüler von elementarer Bedeutung. Eine kontinuierliche Begleitung der Schüler durch die Praxisanleiter kann aufgrund von organisatorischen Gegebenheiten nicht für jeden einzelnen Ausbildungstag gewährleistet werden, zumal die Praxisanleitertätigkeit zusätzlich zur regulären Tätigkeit als Pflegende hinzukommt. Es sollte jedoch darauf geachtet werden, dass diese möglichst häufig mit den Schülern zusammenarbeiten.

Die nächsten Fragen zielen auf die allgemeine Zufriedenheit mit dem Lernstand des Schülers, die Kooperationsdauer mit der Schule sowie auf eine Strukturierung der praktischen Ausbildung seitens der Schule mit einer Praxismappe. Im Folgenden sollen die bisherigen Erfahrungen mit der Kooperation des jeweiligen Fachseminars für Altenpflege sowie die momentane Zusammenarbeit bewertet werden. Hierfür steht jeweils eine Antwortmatrix zur Verfügung, in der zunächst zwischen den beiden Hauptantworten „Sehr gut" und „Gut" sowie „Eher schlecht" und „Sehr schlecht" differenziert wird. Je nachdem, ob die Antwort positiv oder negativ ausfällt, stehen den Probanden im Folgenden vorformulierte Antwortmöglichkeiten zur Verfügung, um ihre Antwort zu begründen. Zusätzlich ist jeweils ein Feld für sonstige Bemerkungen vorgesehen. Da die Kooperation zwischen beiden ausbildenden Einrichtungen einen zentralen Aspekt der Ausbildung ausmacht, stellt sich die Frage nach der Zufriedenheit mit der Zusammenarbeit sowie den Gründen hierfür. Die Schulen sind in der Verpflichtung, ein größeres Ausmaß an theoretischen Inhalten handlungsorientiert zu vermitteln, während der Gesetzgeber gleichzeitig die Unterstützung von Arbeitslosengeld II-Empfängern und Hauptschulabsolventen forciert, was zwangsläufig zu einem erhöhten Zeitbedarf hinsichtlich der Unterrichtsvorbereitung sowie organisatorischer Arbeiten führt (vgl. Winter, 2008, 177). Dass sich dieser hohe Zeitbedarf zulasten der Kooperationsstrukturen auswirkt, ist anzunehmen. Dennoch sind die genauen Ursachen für eine positive oder negative Beurteilung hinsichtlich der Kooperation zu untersuchen.

Abschießend sollen die Praxisanleiter fünf vorformulierte Sätze, die sich allgemein auf die Ausbildung der Schüler in der Praxis sowie die Kooperation mit der Schule beziehen, bewerten. Hierzu stehen die Auswahlmöglichkeiten „Trifft zu", „Trifft eher zu", „Trifft eher nicht zu" und „Trifft nicht zu" zur Verfügung.

Im letzten Teil des Bogens werden wieder Fragen zur allgemeinen Arbeitssituation gestellt. Hier sollen die Probanden zum einen vorformulierte Sätze, die einzelne Aspekte der Arbeit betreffen, mit den Antwortmöglichkeiten „Trifft zu", „Trifft eher zu", „Trifft eher nicht zu" und „Trifft nicht zu" bewerten. Zum anderen sollen sie ausgewählte Teilaspekte, die die Arbeit insgesamt erschweren, wie bspw. Zeitmangel, der Schichtdienst, psychische und physische Belastungen oder zu wenig Zeit für pflegerische Aufgaben, abgefragt. Diese sollen mit den Aussagen „Trifft zu", „Trifft eher zu", „Trifft eher nicht zu" und „Trifft nicht zu" bewertet werden. Zum Abschluss steht die Frage nach der Gesamtzufriedenheit mit der Arbeitssituation, die mit „Sehr zufrieden", „Eher zufrieden", „Eher nicht zufrieden" und „unzufrieden" bewerten werden soll. Der verbleibende Platz steht wieder für sonstige Bemerkungen zur Verfügung.

3.2.3 Durchführung der Pretests

Die Pretests wurden in der Zeit vom 15.11.2012 bis zum 27.11.2012 durchgeführt. Hierzu wurden Schüler des zweiten Ausbildungsjahres, hauptamtliche Lehrkräfte sowie Praxisanleiter mit langjähriger Erfahrung befragt. Für das Ausfüllen aller Bögen wurde ein Zeitfenster von maximal 15 Minuten vereinbart.

3.2.3.1 Pretest „Schüler"

Der Pretest wurde am 15.11.2012 an einem Fachseminar für Altenpflege in einem berufsbegleitenden Kurs des zweiten Lehrjahres durchgeführt. An diesem Tag waren 11 von insgesamt 14 Schülern anwesend (n = 11). Der Fragebogen wurde vom Autor ausgeteilt. Die Schüler wurden darauf hingewiesen, dass sie bei Fragen oder Unklarheiten entsprechende Vermerke auf dem Fragebogen anbringen sollen. Weiterhin wurde für das Ausfüllen des Fragebogens ein Zeitfenster von maximal fünfzehn Minuten vereinbart. Außer den Hinweisen, welche auf der ersten Seite des Fragebogens vermerkt sind, erhielten die Schüler keine weiteren Hintergrundinformationen zum Zweck der Befragung.

Das Durchschnittsalter der Probanden betrug 37,2 Jahre, wobei die Befragten zwischen 28 und 47 Jahren alt waren. Mit 100 % ist die gesamte Population der Befragten weiblich. Mehr als drei Viertel der Probanden (81,8 %) verfügen über einen Realschulabschluss, die anderen Teilnehmerinnen (18,2 %) haben ihre Schullaufbahn mit dem Hauptschul-abschluss oder einem (Fach)Abitur beendet. Neben der begonnenen Ausbildung in der Altenpflege verfügen alle Befragten bereits über einen anderen Berufsabschluss. Die durchschnittliche Berufserfahrung im pflegerischen Bereich liegt bei ca. 54 Monaten (Median 48 Monate), wobei die Spannweite zwischen 18 und 156 Monaten beträgt.

Die Auswertung und Analyse der ausgefüllten Fragebögen ergab, dass die Schülerinnen keine thematischen Rückfragen zum Zweck der Befragung gestellt haben. Der für die Befragung geplante Zeitrahmen von maximal fünfzehn Minuten war ebenfalls ausreichend. Die Schülerinnen haben während der Befragung keine Fragen oder Verständnisprobleme geäußert. Durch schriftliche Anmerkungen bzw. sachlogische Fehler beim Ausfüllen haben sich einige Änderungen ergeben, welche im Kapitel 3.2.4 erläutert werden.

3.2.3.2 Pretest „Lehrer"

Der Pretest wurde am 20.11.2012 an einem Fachseminar für Altenpflege durchgeführt. An diesem Tag waren alle Lehrer anwesend (n = 4). Der Fragebogen wurde vom Autor ausgeteilt. Die Lehrer wurden darauf hingewiesen, dass sie bei Fragen oder Unklarheiten entsprechende Vermerke auf dem Fragebogen anbringen sollen. Weiterhin wurde für das Ausfüllen des Fragebogens ein Zeitfenster von maximal fünfzehn Minuten vereinbart. Außer den Hinweisen, welche auf der ersten Seite des Fragebogens vermerkt sind, erhielten die Lehrer keine weiteren Hintergrundinformationen zum Zweck der Befragung.

Das Durchschnittsalter der Probanden beträgt 45,2 Jahre, wobei die Befragten zwischen 38 und 51 Jahren alt sind. Mit 100 % ist die gesamte Population der Befragten weiblich. 75 % der Befragten sind gelernte Gesundheits- und Krankenpflegerinnen, eine Probandin ist examinierte Altenpflegerin. Zwei der befragten Lehrer haben die Weiterbildung „Lehrerin für Pflegeberufe" absolviert, die anderen beiden haben die Weiterbildung „Dozentin im Gesundheitswesen" bzw. ein Diplom-Studium „Pflegepädagogik" absolviert. 50 % der befragten Lehrer arbeiten seit 10 – 15 Jahren als Lehrkräfte, während je 25 % angaben, seit unter 5 bzw. über 15 Jahren in diesem Beruf tätig zu sein.

Die Auswertung und Analyse der ausgefüllten Fragebögen ergab, dass die Lehrer keine thematischen Rückfragen zum Zweck der Befragung gestellt haben. Der für die Befragung geplante Zeitrahmen von maximal fünfzehn Minuten war ebenfalls ausreichend. Die Lehrer haben während der Befragung keine Fragen oder Verständnisprobleme geäußert. Durch schriftliche Anmerkungen bzw. sachlogische Fehler beim Ausfüllen haben sich einige Änderungen ergeben, welche im Kapitel 3.2.4 erläutert werden.

3.2.3.3 Pretest „Praxisanleiter"

Der Pretest wurde am 27.11.2012 bei einem ambulanten Pflegedienst durchgeführt. An diesem Tag waren beide dort angestellten Praxisanleiter anwesend (n = 2). Der Fragebogen wurde vom Autor ausgeteilt. Die Praxisanleiter wurden darauf hingewiesen, dass sie bei Fragen oder Unklarheiten entsprechende Vermerke auf dem Fragebogen anbringen sollen. Weiterhin wurde für das Ausfüllen des Fragebogens ein Zeitfenster von maximal fünfzehn Minuten vereinbart. Außer den Hinweisen, welche auf der ersten Seite des Fragebogens vermerkt sind, erhielten die Praxisanleiter keine weiteren Hintergrundinformationen zum Zweck der Befragung.

Das Durchschnittsalter der beiden Probanden beträgt 41,5 Jahre, wobei die Befragten zwischen 35 und 48 Jahren alt sind. Mit je 50 % ist das Geschlechterverhältnis ausgewogen. Beide Probanden verfügen über einen Realschulabschluss und arbeiten seit 10 – 15 Jahren bzw. seit über 15 Jahren in der Pflege. Die Weiterbildung zur Praxisanleitung haben beide Befragten absolviert, außerdem hat jeder von ihnen eine weitere Weiterbildung (Pflegedienstleitung und Wundmanagement). Als Praxisanleiter sind die Probanden seit 1 – 3 bzw. seit 3 – 5 Jahren tätig.

Die Auswertung und Analyse der ausgefüllten Fragebögen ergab, dass die Praxisanleiter keine thematischen Rückfragen zum Zweck der Befragung gestellt haben. Der für die Befragung geplante Zeitrahmen von maximal fünfzehn Minuten war ebenfalls ausreichend. Die Praxisanleiter haben während der Befragung keine Fragen oder Verständnisprobleme geäußert. Durch schriftliche Anmerkungen bzw. sachlogische Fehler beim Ausfüllen haben sich einige Änderungen ergeben, welche im Kapitel 3.2.4 erläutert werden.

3.2.4 Abweichungen von der Planung

Die Auswertung und Analyse der Ergebnisse der Pretests hat zu einigen formalen und sachlogischen Änderungen geführt, welche nachfolgend dargestellt werden.

3.2.4.1 Abweichungen Fragebogen „Schüler"

Bei der Frage 1.4 des Fragebogens wurden die Schüler nach dem Ausbildungsjahr gefragt, in dem sie sich befinden. Hier wurde das erste Ausbildungsjahr als Antwortmöglichkeit gestrichen, da der Autor für die Untersuchung ausschließlich Schüler des zweiten und dritten Lehrjahres befragte. Die Frage nach der Erfahrung in der Altenpflege vor der Ausbildung (Frage 1.8) wurde umformuliert, da ein Großteil der Probanden bereits über Erfahrungen verfügt, diese aber nicht immer nur auf die Altenpflege bezogen ist, sondern auch auf Erfahrungen im Krankenhaus. Die Frage wurde daher geändert, sodass nun nach der *Erfahrung in der Pflege* gefragt wird.

Im zweiten Teil des Fragebogens treten vermehrt Filterfragen auf, die von etwa der Hälfte aller Probanden übersehen wurden (insb. bei Frage 2.1). Daher wurden alle Filterfragen durch eine größere Schriftart und Fettdruck deutlicher hervorgehoben. Bei den Fragen 2.6, 2.10 und 2.12 haben einige Schüler angemerkt, dass mehrere der vorgegebenen Antwortmöglichkeiten zutreffen, daher wurde an dieser Stelle die Möglichkeit für Mehrfachantworten gegeben. Die Formulierung der Frage 2.11 wurde nach dem Pretest geändert, da drei Schüler dies anmerkten. Eine inhaltliche Änderung ergab sich hieraus nicht. Bei der Frage nach dem Vorliegen eines Theorie-Praxis-Konfliktes (Frage 2.13) wurde die Differenzierung „Ja, und zwar:" unterstrichen, da einige Schüler angemerkt haben, dies deutlicher hervorzuheben. Die Frage 2.16 wurde durch das einfügen des Wortes „gezielte" [Anleitungen in der Praxis] konkretisiert.

Im dritten Teil des Fragebogens hatten fast alle Schüler weitere Vorschläge für Ergänzungen der Frage 3.2 gemacht. Daher wurden die Antwortmöglichkeiten „12-Tage-Woche" und „Physische Belastungen" ergänzt.

3.2.4.2 Abweichungen Fragebogen „Lehrer"

Bei der Frage nach der pädagogischen Qualifikation (Frage 1.5) wurde die Antwortmöglichkeit „Weiterbildung für Lehrkräfte" in „Weiterbildung Lehrer für Pflegeberufe" geändert und die Antwortmöglichkeit „Weiterbildung Dozent/in im Gesundheitswesen mit einem Umfang von 300-400 Std." ergänzt, da die erstgenannte Weiterbildung mittlerweile nicht mehr angeboten wird bzw. durch die letztgenannte ersetzt wurde.

Im zweiten Teil des Fragebogens wurde bei Frage 2.4 (Frage nach den Praxisbegleitungen bei jedem Schüler) der Zusatz „exklusive Praktische Prüfung" ergänzt. Zudem wurde ein Druckfehler bei Frage 2.14 behoben.

Im dritten Teil des Fragebogens wurde bei Frage 3.2 die Antwortmöglichkeit „Konflikte mit dem Träger" ergänzt.

3.2.4.3 Abweichungen Fragebogen „Praxisanleiter"

Im ersten Teil des Fragebogens wurden keine Änderungen vorgenommen.

Im zweiten Teil wurde bei Frage 2.3 die Differenzierung in stationäre und ambulante Einrichtungen durch Fettdruck deutlicher hervorgehoben, da eine Praxisanleitung dies übersah. Im weiteren Verlauf wird in den Fragen 2.6, 2.7 und 2.8 nach der Kooperation mit dem Fachseminar für Altenpflege gefragt. Eine Praxisanleitung merkte an, dass sie diese Frage nicht exakt beantworten könne, da sie zwei Schüler ausbildet, die an unterschiedlichen Fachseminaren die theoretische Ausbildung absolvieren. Da dies jedoch ein Sonderfall ist, da i. d. R. – insbesondere bei ambulanten Pflegediensten – mehrere Schüler eines Ausbildungsträgers die Ausbildung an der selben Altenpflegeschule absolvieren, hat der Autor diese Fragen so belassen wie sie waren.

Im dritten Teil des Fragebogens wurden ebenfalls keine Änderungen vorgenommen.

3.3 Methode der Datenauswertung

Die bei der Befragung erhobenen Daten werden mit dem Statistikprogramm *Predictive Analytics Software* (Version 19) ausgewertet. Die Inhalte des Fragebogens werden mit entsprechenden Variablenbezeichnungen versehen und jede Antwortmöglichkeit über ein Wertelabel kodiert. Für fehlende sowie unlesbare Angaben (z.B. ein Kreuz zwischen zwei Kästchen) wird jeweils ein spezielles Wertelabel hinterlegt. Darüber hinaus werden nach der Dateneingabe weitere Variablen eingefügt, um das Alter der Probanden sowie den Stellenanteil der Lehrer und Praxisanleiter in Kohorten einzuordnen.

Um eine Kontrolle der Daten zu ermöglichen, werden die Fragebögen während der Dateneingabe mit einer laufenden Nummer versehen. Durch dieses Vorgehen soll sicher-gestellt werden, dass evtl. falsche Dateneingaben schnell und sicher den entsprechenden Fragebögen zugeordnet werden können.

Um die korrekte Erfassung der Daten zu gewährleisten soll anschließend umgehend eine erste Analyse im Sinne einer Plausibilitätsprüfung durchgeführt werden. Hierfür werden alle erfassten Daten auf die Häufigkeiten hin analysiert. Bei der Durchsicht der Auswertung fällt somit auf, wenn einzelne Werte offensichtlich falsch erfasst werden oder wenn ein Wert nicht korrekt kodiert wird.

4 Ergebnisse

Im folgenden Kapitel werden die Ergebnisse der durchgeführten Befragungen dargestellt. Hierfür erfolgt neben der Erläuterung des Befragungszeitraums und des Rücklaufs eine Beschreibung der Grundauszählung. Im Anschluss daran werden die verschiedenen bivariaten Zusammenhänge dargestellt, interpretiert und diskutiert. Alle angegebenen Prozentwerte beziehen sich jeweils auf gültige Prozentwerte, d.h. fehlende Werte werden im Regelfall nicht berücksichtigt. Sollten bei einzelnen Teilaspekten überdurchschnittlich hohe fehlende Werte festgestellt werden, wird dies in den jeweiligen Ausführungen vermerkt.

4.1 Befragungszeitraum und Rücklauf

Zunächst erfolgen eine Darstellung der Befragungszeiträume und Rückläufe sowie eine kurze Portraitierung der Einrichtungen, in denen die Befragungen durchgeführt wurden. Die Namen aller Einrichtungen bleiben aus Gründen des Datenschutzes ungenannt.

4.1.1 Einrichtungen Schüler- und Lehrerbefragungen

Da an jedem Fachseminar für Altenpflege sowohl Schüler als auch Lehrer befragt wurden, werden diese Einrichtungen an dieser Stelle zusammengefasst:

Tabelle 4: Einrichtungen Schüler- und Lehrerbefragungen

Einrichtungscode	Teil-population	Anzahl abgegebener Fragebögen	Anzahl zurückerhaltener Fragebögen	Rücklauf
Schule 1	Schüler	22	22	100 %
	Lehrer	4	3	75 %
Schule 2	Schüler	44	44	100 %
	Lehrer	4	3	75 %
Schule 3	Schüler	23	23	100 %
	Lehrer	8	8	100 %
Schule 4	Schüler	11	11	100 %
	Lehrer	11	10	90,9 %
Schule 5	Schüler	31	31	100 %
	Lehrer	5	5	100 %
Schule 6	Schüler	21	21	100 %
	Lehrer	3	2	66,6 %
Schule 7	Schüler	25	25	100 %
	Lehrer	6	4	66,6 %
GESAMT Schüler		**177**	**177**	**100 %**
GESAMT Lehrer		**41**	**35**	**85,3 %**

Die Befragungen der Lehrer und Schüler fanden im Zeitraum vom 20.06.2013 bis zum 18.07.2013 statt. Wie in Tabelle 4 dargestellt, beträgt der Rücklauf der Schülerbefragung durchgehend 100 %. Der geringste Rücklauf bei den Lehrern liegt bei 66,6 % und der höchste bei 100 %. Somit ergibt sich Gesamtrücklauf der Lehrerbefragung von 85,3 %.

4.1.2 Einrichtungen Praxisanleiterbefragungen

Die Befragungen der Praxisanleiter fanden im Zeitraum vom 27.06.2013 bis zum 07.08.2013 statt. Wie in Tabelle 5 dargestellt, beträgt der geringste Rücklauf 40 % und der höchste 100 %. Somit ergibt sich ein Gesamtrücklauf der Befragung der Praxisanleiter-befragung von 66,6 %.

Tabelle 5: Einrichtungen Praxisanleiterbefragungen

Einrichtungscode	Art der Einrichtung	Anzahl abgegebener Fragebögen	Anzahl zurückerhaltener Fragebögen	Rücklauf
Einrichtung 1	Stationär	3	3	100 %
Einrichtung 2	Ambulant	1	1	100 %
Einrichtung 3	Ambulant	1	1	100 %
Einrichtung 4	Stationär	7	3	42,8 %
Einrichtung 5	Stationär	6	5	83 %
Einrichtung 6	Stationär	5	2	40 %
Einrichtung 7	Ambulant	3	2	66,6 %
Einrichtung 8	Stationär	2	1	50 %
Einrichtung 9	Stationär	2	2	100 %
	GESAMT	**30**	**20**	**66,6 %**

4.2 Beschreibung der Ergebnisse der Teilpopulationen

Um einen ersten Überblick über die Ergebnisse zu erhalten, werden nachfolgend die Befragungsergebnisse der drei Teilpopulationen deskriptiv dargestellt. Differenzierte Analysen einzelner Stichproben erfolgen in Kapitel 4.3.

4.2.1 Teilpopulation „Altenpflegeschüler"

Bis zur Fertigstellung dieser Ausarbeitung machte kein Schüler von der Möglichkeit den Fragebogen aus den Gesamtergebnissen entfernen zu lassen, Gebrauch, sodass sich eine Population von n = 177 ergibt.

Die befragten Schüler sind zwischen 18 und 57 Jahre alt. Das Durchschnittsalter beträgt 28,6 Jahre (Median 24 Jahre, Modus 21 Jahre). Der Anteil der weiblichen Schüler ist mit 81,3 % erwartungsgemäß hoch und bestätigt den von Görres, Panther & Mittnacht (2006, 54) erhobenen Wert von 80,8 %. Bezogen auf die Schulabschlüsse lässt sich eine Verschiebung gegenüber den 2006 erhobenen Daten erkennen. Mit 24,3 % und 14,7 % haben deutlich mehr Schüler ein (Fach-)Abitur bzw. einen Hauptschulabschluss als vor sieben Jahren, wohingegen der Anteil der Realschulabschlüsse zurückging (59,3 %) (vgl. ebd., 55). Zwei Schüler (1,1 %) haben einen „sonstigen" Schulabschluss.

Etwas mehr als zwei Drittel aller Probanden (69,8 %) waren zum Zeitpunkt der Befragung im zweiten Ausbildungsjahr, die übrigen im dritten. Ein Großteil der Schüler absolviert die Ausbildung in Vollzeit (88,1 %), die übrigen Probanden werden berufsbegleitend ausgebildet (11,9 %). Mit 22,9 % ist der Anteil derjenigen Schüler, die ihre Ausbildung bei einem ambulanten Pflegedienst absolvieren, erwartungsgemäß gering gegenüber den Schülern, die die Ausbildung in einer stationären Einrichtung absolvieren (77,1 %) (vgl. ebd., 57). Überraschend ist hingegen, dass mit 53,1 % mehr als die Hälfte aller Probanden bereits eine andere Ausbildung absolvierte (vgl. ebd., 56). Die Erstausbildungen gliedern sich wie folgt:

Tabelle 6: Erstausbildungen der Schüler

Erstausbildung		Anzahl an Schülern
Pflegerische & medizinische Berufe	Altenpflegehelfer/in bzw. Krankenpflegehelfer/in	8
	(Zahn-)Arzthelfer/in	5
	Kindergärtner/in / Kinderpflege	4
	Krankenschwester	2
	Sozialhelfer/in	2
	Begonnene Krankenpflegeausbildung	1
	Rettungshelfer/in	1
Kaufmännische Berufe		18
Handwerkliche Berufe		15
Sonstige Berufe	Hauswirtschafter/in	2
	Berufskraftfahrer/in	1
	Grundschullehrer/in	1
	Innenarchitekt/in	1
	Koch / Köchin	1
	Lehrer/in für Fremdsprachen	1
	Restaurantfachfrau /mann	1
	Schauwerbegestalter/in	1

Mit 89,8 % haben die meisten Schüler bereits Vorerfahrungen in der Pflege gesammelt. Wie in Tabelle 7 dargestellt ist, haben knapp die Hälfte aller Befragten (48,6 %) ein Praktikum von durchschnittlich sechs Monaten absolviert. Der Anteil derjenigen

Probanden, die als Zivildienstleistende gearbeitet haben, ist mit 3,4 % erwartungsgemäß gering; dies kann vor allem durch den ohnehin geringen Anteil an männlichen Schülern sowie mit der Aussetzung der Wehrpflicht im Jahr 2011 begründet werden. Jeder zehnte Schüler hat im Rahmen eines freiwilligen sozialen Jahres bereits in der Pflege gearbeitet (10,7 %). Weitere 52,5 % der Schüler geben an, als Aushilfe oder Altenpflegehelfer/in gearbeitet zu haben. Hier ist der Mittelwert mit 41,4 Monaten sehr hoch, was mit Ausreißern erklärt werden kann, daher sind hier der Median und der Modalwert aussagekräftiger. Dies gilt ebenfalls für die 14,1 % der Befragten, die bei Vorerfahrungen mit „Sonstiges" antworteten; hier liegt der Durchschnittswert mit 54,7 Monaten enorm hoch, was auf einen Probanden zurückgeführt werden kann, der bei der Dauer dieser Vorerfahrung 500 Monate angibt. Daher sind auch hier der Median sowie der Modalwert zu berücksichtigen.

Tabelle 7: Vorerfahrung der Schüler in der Pflege

Vorerfahrung	Anzahl der Probanden	Dauer der Vorerfahrung (in Monaten)		
		Mittelwert	Median	Modus
Keine	10,2 %	-	-	-
Praktikum	48,6 %	6,3	4,2	1
Zivildienst	3,4 %	11	9	9
FSJ	10,7 %	10,7	12	12
Aushilfe	23,7 %	17,1	12	6
APH	28,8 %	41,4	24	12
Sonstiges	14,1 %	54,7	21	12

Die Angaben derjenigen Probanden, die eine „sonstige" Vorerfahrung in der Pflege angaben, wurden geclustert und sind wie folgt gegliedert:

Tabelle 8: Art der „sonstigen" Vorerfahrungen

Art der Vorerfahrung	Nennungen
Pflege von Angehörigen	8
Arbeit als APH / KPH	3
Arbeit als Aushilfe	3
Private häusliche Pflege	3
Ambulante Pflege	2
Begonnene Ausbildung	2
Ehrenamtliche Tätigkeit	2
Andere Erstausbildung	1
Sozialstunden	1

Die Vorbereitung durch die Schule auf die praktische Ausbildung bewerten knapp zwei Drittel der Schüler als „Sehr gut" oder „Gut" (66,1 %). Die übrigen 33,9 % der Befragten kritisierten diese hingegen als „Weniger gut" oder „Schlecht". Als Hauptgrund hierfür wird mit 76,7 % genannt, dass die Umsetzung der erlernten Inhalte in der Praxis nicht oder nur unzureichend möglich sei. Mit je 48,3 % wurde ebenfalls bemängelt, dass im Rahmen der theoretischen Ausbildung zu sehr von „optimalen Bedingungen" ausgegangen werde bzw. dass in der praktischen Ausbildung Situationen auftreten, auf die in der Schule nicht eingegangen wurde. 15 % der Befragten geben zusätzliche Begründungen an, die im Folgenden dargestellt sind:

Tabelle 9: "Sonstige" Gründe für die Vorbereitung auf die Praxis durch die Schule

Begründung	Nennungen
Lehrinhalte oft zu spät	2
Dozentenabhängig	1
Kollegen haben kein Interesse an Neuerungen	1
Unzureichende bzw. falsche Informationen	1
Zu wenig praktische Übungen	1
Was nicht der Fall ist [Ergänzung zu „Die Schule geht von optimalen Bedingungen in der Praxis aus" – Anm. d. Autors]	1
Zeitmangel	1

Nach Themen gefragt, die sich die Probanden gemäß ihres Ausbildungsstandes wünschen, ergeben sich folgende Nennungen:

Tabelle 10: Zusätzliche Themenwünsche der Schüler

Themen	Nennungen
Arzneimittellehre	21
Wundversorgung	19
Sterbebegleitung / Tod & Trauer	9
Chronische Erkrankungen (M. Parkinson, Diabetes mellitus)	8
Demenz	7
Benannte Krankheitsbilder & Prophylaxen (Apoplex, Dekubitus, MRSA, Thrombose)	6
Pflegeplanung	6
Insulingabe / Injektionen / Infusionen	5
Kommunikation / Konfliktbewältigung	5
PEG-Versorgung	5
Verschiedene Krankheitsbilder / Mehr Krankheitslehre	5
Katheterisieren	4
Praktische Übungen / BZ-Kontrolle / Vitalzeichenkontrolle	4
Erste Hilfe / Handeln in Notfallsituationen	3
Grundpflege	3
Mehr Anatomie	3
Organisatorische Aufgaben / Dokumentation	3
Einzelfälle besser und strukturierter erarbeiten	2
Exkursionen	1
Kinästhetik	1
Pflegewissenschaft	1
Psychologie	1
Recht	1

Wie sich zeigt, haben die meisten Schüler Interesse an Behandlungspflegerischen Themen bzw. praxisnahem Unterricht bzgl. der täglich anfallenden Aufgaben im Rahmen der praktischen Arbeit Interesse. Auffallend ist hierbei zusätzlich, dass mit 37,3 % über ein Drittel der Schüler keine Angaben mach, da sie offenbar mit den bestehenden Strukturen der Ausbildung zufrieden sind.

Die Frage ob die praktische Ausbildung durch eine „Praxismappe" oder ähnlichem strukturiert wird, verneinte jeder zehnte Proband (10,9 %). Von denjenigen Schülern, die eine Praxismappe zur Strukturierung der praktischen Ausbildung haben, aktualisieren 85,8 % diese regelmäßig. Etwa der Hälfte aller Probanden (46,4 %) hilft die Praxismappe dabei, sich an Lernzielen und anzubahnenden Kompetenzen zu orientieren. Ein Viertel aller Befragten (26,8 %) sind der Ansicht, dass diese jedoch besser strukturiert sein sollte. Ein weiteres Viertel der Schüler (26,1 %) sieht das Führen und Aktualisieren der Praxismappe als „notwendiges Übel". Fünf Probanden machten zusätzliche Angaben, von denen drei negativ ausfielen („Es interessiert keinen" / „Keiner hilft mir dabei" / „Könnte übersichtlicher sein"), eine als neutral zu betrachten ist („Es ist nur eine Gedankenstütze") und eine positiv formuliert ist („Ich kann einschätzen wie weit ich bin und was mir fehlt").

Lernaufgaben, die von der Schule gestellt werden und im Rahmen der praktischen Ausbildung bearbeitet werden sollen, bekommen fast alle der befragten Probanden (91,9 %). Jeder fünfte Schüler (20,2 %) schafft es jedoch nicht regelmäßig, diese zu bearbeiten; vier Schüler (2,3 %) schaffen es gar nicht. Mit 69,8 % bearbeiten mehr als zwei Drittel der Schüler diese Aufgaben regelmäßig. 14,9 % der Schüler empfinden Lernaufgaben als „zusätzliche Belastung", 54 % sind der Ansicht, dass diese nur in geringem Maße helfen, das Lernen zu erleichtern. Mit 31,7 % können knapp ein Drittel der Schüler theoretische und praktische Lerninhalte durch das Bearbeiten der Lernaufgaben besser miteinander verknüpfen.

Knapp drei Viertel der Befragten Schüler (73,1 %) geben an, dass von den Schulen Reflektions- bzw. Studientage angeboten werden. 11 % der Schüler ziehen hieraus jedoch keinen Nutzen, 42,5 % der Probanden geben an, dass diese ihnen nicht bei der praktischen Ausbildung helfen würden. Mit 37 % sind etwas mehr als ein Drittel der Schüler der Meinung, dass Reflektionstage öfter angeboten werden sollten. 13,4 % der Befragten helfen diese Tage bei der Strukturierung ihrer praktischen Ausbildung. Vier Schüler (3,1 %) gaben einen sonstigen Nutzen an, welche im Folgenden aufgeführt sind.

Tabelle 11: "Sonstiger Nutzen" der Reflektionstage

Sonstiger Nutzen	Nennungen
Austausch mit Mitschülern	1
Finden nur im Praxisblock statt; ggf. zu spät	1
Praktische Arbeit mit Abstand betrachten	1
Probleme können geäußert werden	1

Überraschend ist, dass lediglich knapp drei Viertel der Schüler (74,1 %) während der praktischen Ausbildung von einer Lehrkraft betreut werden. Die Häufigkeit variiert dabei von 0,3 bis zu 8 Besuchen pro Ausbildungsjahr (siehe Tabelle 12). Im Schnitt finden somit 1,8 Praxisbegleitungen pro Schüler und Lehrjahr statt (Median 2, Modus 2)

Tabelle 12: Häufigkeit der Praxisbegleitungen pro Ausbildungsjahr

Anzahl der Besuche	Nennungen
0,3	1
0,5	9
1	35
1-2	1
2	51
2-3	5
3	1
3-4	1
3-5	1
4	3
5	1
8	1

Der Nutzen der Praxisbegleitungen wird von den Schülern jedoch hervorgehoben. So sind 29,8 % der Meinung, dass die Begleitungen öfter stattfinden sollten und 63,4 % der Probanden sehen die Besuche als Chance zur Vorbereitung auf die praktische Prüfung. 9 Schüler (6,9 %) empfinden die Praxisbegleitungen jedoch als „Kontrollbesuche" und 22 der befragten Schüler (16,8 %) sind der Ansicht, dass die Praxisanleiter die Arbeit der Schüler besser beurteilen können. Sieben Schüler machten weitere Anmerkungen, von denen zwei negative Ausprägungen zeigen („Ich möchte es gar nicht!" / „Sollten nicht nach der ersten Woche stattfinden"), zwei weitere als neutral betrachtet werden können („Im externen Einsatz sinnvoll" / „Bisher nur 1x, kann ich noch nichts zu sagen") und drei Antworten positiv behaftet waren („Auch für die Prüfung" / „Ich sehe woran ich noch arbeiten muss" / „Sollten öfter stattfinden").

Dass ein Theorie-Praxis-Konflikt vorliegt, verneint etwa ein Viertel aller Probanden (24,1 %). Ein weiteres Viertel ist der Ansicht, dass zwar ein Konflikt vorliegt, dieser jedoch gering ist (25,9 %) und knapp die Hälfte aller befragten Schüler sind der Meinung, dass ein mittelmäßiger (37,9 %) oder gravierender (12,1 %) Theorie-Praxis-Konflikt im Rahmen der Ausbildung vorliegt.

Die Betreuung durch die Praxisanleiter während der praktischen Ausbildung wird von sechs von zehn Schülern als „Sehr gut" (24 %) oder „gut" (36,3 %) bewertet. Knapp ein Drittel aller Befragten finden die Betreuung „Schlecht" (31 %), die restlichen 15 Schüler (8,8 %) sogar „Sehr schlecht". Als Gründe für die schlechte Betreuung werden von einem Großteil der Schüler fehlende Zeiten für Anleitungen (84,2 %) und wenig gemeinsame Arbeitszeiten (69,7 %) genannt. Über ein Viertel aller Schüler gibt an, dass die Praxisanleiter offenbar kaum bis kein Interesse an Anleitungen hätten (27,6 %). 14 Schüler geben zusätzliche Faktoren an, die in der folgenden Tabelle aufgeführt sind.

Tabelle 13: "Sonstige Gründe" für schlechte Praxisanleiterbewertungen

Sonstige Gründe	Nennungen
Habe (momentan) keine Praxisanleitung	4
Personalmangel, daher keine Zeit für Anleitungen	3
Kritik an Kompetenzen der PA	2
PA ist zu selten da / ist für zu viele Schüler zuständig	2
Kein Vertrauen gegenüber PA	1
PA zieht immer Vergleiche mit eigener Ausbildung	1
Praxisanleiterwechsel	1

Dass „Sonderzeiten" während der regulären Dienstzeit freigehalten werden, die speziell für Anleitungssituationen gedacht sind, geben mit 46 Schülern lediglich ein knappes Viertel aller Befragten an (24,7 % / n = 172). Diese betragen durchschnittlich 3,2 Stunden pro Woche (Median 2, Modus 2).

Bei der Beurteilung der vorformulierten Aussagen zum Theorie-Praxis-Transfer sowie zur Kooperation beider Lernorte ergeben sich folgende, in Tabelle 14 dargestellten Ergebnisse. Auffallend ist, dass die Probanden sich in zwei Lager teilen: Auf der einen Seite geben etwa die Hälfte aller Schüler (48,6 %) an, die theoretisch erlernten Ausbildungsinhalte nicht in der Praxis umsetzen zu können. Etwa vier von zehn Schülern (42,6 %) sind der Ansicht, dass die Ausbildung nicht hinreichend Praxisorientiert sei bzw. dass es Probleme hinsichtlich der Kooperation beider ausbildenden Einrichtungen gebe (38,3 %). Einig sind sich die Schüler bei der letzten vorformulierten These, dass im theoretischen Unterricht zu sehr von optimalen Bedingungen ausgegangen werde, die die Schüler in der Pflegepraxis nicht vorfinden (86,9 %).

Tabelle 14: Beurteilung vorformulierter Thesen

	Trifft zu	Trifft eher zu	Trifft eher nicht zu	Trifft nicht zu
Ich kann alle Ausbildungsinhalte in der Praxis umsetzen.	13 %	38,4 %	45,8 %	2,8 %
Die theoretische Ausbildung ist hinreichend Praxisorientiert.	15,3 %	42 %	36,9 %	5,7 %
Die Kooperation zwischen Schule und Betrieb ist sehr gut.	26,9 %	34,9 %	28 %	10,3 %
Im theoretischen Unterricht wird zu sehr von optimalen Bedingungen ausgegangen.	46,6 %	40,3 %	13,1 %	-

Mit der theoretischen und praktischen Ausbildung sind je drei Viertel aller befragten Schüler zufrieden (76,4 % bzw. 75 %). Auf der anderen Seite ist somit jeder vierte Schüler mit seiner Ausbildung unzufrieden. Dass ihre Arbeit anerkannt wird, bestätigen 95,4 % aller Schüler, 85,6 % der Probanden sind der Meinung, dass die Aufstiegschancen im Pflegeberuf ausreichend sind. Uneinigkeit gibt es hingegen hinsichtlich der Ausbildungsvergütung: Etwas mehr als die Hälfte aller Befragten finden die Bezahlung nicht angemessen (54 %), während 46 % der Schüler mit der Ausbildungsvergütung zufrieden sind.

Etwa ein Drittel aller Probanden gibt an, dass das Arbeiten im Schichtdienst (33 %) sowie eine „12-Tage-Woche" (30,3 %) die Ausbildung nicht erschweren würden. Erschreckend ist, dass mit 36,4 % über ein Drittel der Befragten Schüler bereits zu diesem Zeitpunkt gesundheitliche Probleme angeben. Über Personalmangel klagen 82,4 % der Schüler, daher verwundert es nicht, dass 77,3 % von ihnen angeben, zu wenig Zeit für pflegerische Aufgaben zu haben. Mit 48,9 % bzw. 49,7 % geben je etwa die Hälfte aller Probanden an, dass psychische bzw. physische Belastungen ihre Ausbildung erschweren.

Tabelle 15: Die Ausbildung erschwerende Faktoren

	Trifft zu	Trifft eher zu	Trifft eher nicht zu	Trifft nicht zu
Schichtdienst	39,9 %	27,2 %	16,8 %	16,2 %
12-Tage-Woche	54,1 %	15,7 %	13,4 %	16,9 %
Gesundheitliche Probleme	13,5 %	22,9 %	29,4 %	34,1 %
Personalmangel	61,9 %	20,5 %	11,9 %	5,7 %
Psychische Belastungen	25,9 %	23 %	29,9 %	21,9 %
Physische Belastungen	22,5 %	27,2 %	30,2 %	20,1 %
Zu wenig Zeit für pflegerische Aufgaben	44,3 %	33 %	15,9 %	6,8 %

14 Schüler machten darüber hinaus noch weitere Anmerkungen, die in der folgenden Tabelle 16 dargestellt sind.

Tabelle 16: Sonstige, die Ausbildung erschwerende Faktoren

Sonstige Faktoren	Nennungen
Zeitmangel / zu viel Arbeit	4
Berufsbegleitende Ausbildung: Tägliche Belastung in den Schulwochen von 14,5 Std.	2
Familie / Kinder / Haushalt	2
Anrechnung als „volle Kraft"	1
Gespräche mit PA	1
Spannungen im Team	1
Überstunden / Wochenenddienste / Feiertage	1
Ungelerntes Personal	1
Veraltetes Fachwissen der PA	1

Die Gesamtzufriedenheit mit der Ausbildung gliedert sich wie folgt: 81,7 % der befragten Schüler sind insgesamt zufrieden mit der Ausbildung, hiervon sind jedoch nur 16 % „Sehr zufrieden" und mit 65,7 % knapp zwei Drittel aller Schüler „eher zufrieden". 17,2 % der Probanden sind „eher nicht zufrieden" und 2 Schüler (1,2 %) sind unzufrieden mit der Ausbildung.

26 Schüler machen darüber hinaus noch zusätzliche Anmerkungen, die im Folgenden dargestellt sind.

Tabelle 17: Sonstige Anmerkungen

Sonstige Anmerkungen	Nennungen
„Starke Defizite" an der momentanen Struktur der Ausbildung / Umsetzung der gelernten Inhalte oft nicht möglich	4
Mehr Pflegekräfte als Dozenten einstellen / Theoretische Ausbildung praxisnäher gestalten / Genauere Abstimmung zwischen Dozenten notwendig	3
Personalmangel / PA hat kaum Zeit	3
Spannungen im Team	2
Ambulanter Pflegedienst: Fahre alleine, kann mich aber jederzeit telefonisch melden!	1
Angaben beziehen sich auf die Zeit vor dem Arbeitgeberwechsel	1
In der Theorie sollte der Schwerpunkt mehr auf Krankheitslehre liegen	1
Kritik an Rahmenbedingungen (Gehalt / Arbeitszeiten)	1
Mehr Rechtskunde	1
Veraltetes Anschauungsmaterial in der Schule	1
Zu wenig Zeit für die praktische Ausbildung	1

4.2.2 Teilpopulation „Lehrer"

Bis zur Fertigstellung dieser Ausarbeitung machte ein Lehrer von der Möglichkeit den Fragebogen aus den Gesamtergebnissen entfernen zu lassen, Gebrauch, sodass sich eine Population von n = 34 ergibt.

Die 34 befragten Lehrer sind zwischen 28 und 63 Jahren alt, das entspricht einem Mittelwert von 48 Jahren (Median 50 Jahre, Modus 55 Jahre). Die Altersstrukturen gliedern sich wie folgt:

Tabelle 18: Alterskohorten Lehrer

Alterskohorte	Anzahl an Lehrern
28 – 35 Jahre	12,1 %
36 – 40 Jahre	6,1 %
41 – 45 Jahre	12,1 %
46 – 50 Jahre	21,2 %
51 – 55 Jahre	24,2 %
56 – 60 Jahre	18,2 %
Über 60 Jahre	6,1 %

Somit ist mit 24,3 % fast jeder vierte befragte Lehrer älter als 56 Jahre, während mit 30,3 % knapp jeder dritte Lehrer unter 45 Jahren alt ist. Der Anteil an männlichen Lehrern ist mit 17,6 % erwartungsgemäß gering und liegt noch unter dem von Görres, Panter & Mittnacht erhobenen Wert von 24,3 % (2006, 44). Mit 60,6 % ist über die Hälfte aller befragten Lehrer gelernter (Gesundheits- und) Krankenpfleger. Der Anteil der gelernten Altenpfleger ist mit 27,3 % dagegen sehr gering. Vier Probanden (12,1 %) haben sonstige Ausbildungen (Arzthelferin, Dipl. Sozialpädagogin, Ärztin, Dipl. Pädagogin mit Schwerpunkt Gerontologie, Dipl. Sozialarbeiterin & Kinderkrankenpflegerin). Jeder fünfte Lehrer (19,4 %) hat bis zu fünf Jahre aktiv in der Pflege gearbeitet, jeweils knapp ein Drittel der Probanden (29 %) zwischen 5-10 Jahren und 10-15 Jahren. Sieben Lehrer (22,6 %) haben über 15 Jahre Berufserfahrung in der Pflege.

Ein Drittel aller befragten Probanden (33,3 %) hat eine Weiterbildung zum Lehrer für Pflegeberufe, zwei weitere Lehrer (6,1 %) haben die aktuelle Weiterbildung zum Dozent im Gesundheitswesen absolviert. Mit je 12,1 % hat knapp ein Viertel aller Probanden einen akademischen Abschluss als Master im Bereich der Pflegepädagogik bzw. ein Pflegepädagogik-Diplom. Zwölf Probanden geben sonstige pädagogische Qualifikationen an (Bachelor-Studium im Bereich Pädagogik, Dipl.-Päd. Erziehungswissenschaften, Dipl. Pflegemanagement, Dipl. Pflegewissenschaften, Dipl. Sozialarbeit, Lerncoach,

Sprachlehrforschung M.A., Soziologie, Magister Pflegewissenschaften, Praxisanleitung Kommunikationspsychologie & eine ausländische pädagogische Ausbildung).

Die meisten Lehrer (44,1 %) arbeiten seit bis zu fünf Jahren (23,5 %) oder 5-10 Jahren (20,6 %) in der Pflegeausbildung. Weitere 41,2 % der Lehrer sind seit über 15 Jahren in der Pflegeausbildung tätig. Die restlichen 14,7 % bilden seit 10-15 Jahren Schüler im theoretischen Bereich aus. Mit 79,4 % sind über drei Viertel der befragten Lehrer als hauptamtliche Lehrkräfte angestellt; sechs Probanden (17,6 %) sind als Schulleitung tätig. Ein Proband (2,9 %) betreut als Honorardozent die Schüler. Knapp zwei Drittel der befragten Lehrer (61,8 %) haben eine 100 %-Stelle, insgesamt acht Lehrer haben einen Stellenteil von 50 % (8,8 %) bzw. 75 % (14,7 %). Vier Probanden geben nicht aufgeführte Stellenanteile an (35 Std. / Woche, 40 %, 80 % und 90 %).

28 der befragten Lehrer sind als Kursleitung für einen (41,2 %), zwei (38,2 %) bzw. drei oder mehr Kurse (2,8 %) zuständig. Die restlichen Probanden (17,6 %) betreuen keinen Kurs als Leitungsperson. 27 Probanden machen Angaben zu den von ihnen im Rahmen der praktischen Ausbildung betreuten Schüler, woraus sich folgendes Ergebnis ergibt:

Tabelle 19: Von Lehrern in der Praxis besuchte Schüler

Von Lehrern in der Praxis betreute Schüler	Nennungen
10	2
12	1
20	2
22	1
25	4
28	2
35	1
40	2
45	1
48	1
50	4
55	1
60	1
80	1
100	1
225	1
400[5]	1

---

[5] An dieser Schule ist eine hauptamtliche Lehrkraft ausschließlich für die Praxisbegleitungen aller Schüler verantwortlich. Sie wird jedoch bei Bedarf von den anderen Lehrern unterstützt.

Hieraus ergibt sich, das jeder Lehrer durchschnittlich 61,7 Schüler pro Jahr im Rahmen von Praxisbegleitungen betreut (Median 40, Modus 25).

Zur Vorbereitung der Schüler auf die Berufspraxis setzen die meisten Lehrer fachpraktischen Unterricht ein (84,4 %), gefolgt von dem Einsatz von Referenten, die gezielt praktische Übungen anbieten (59,4 %). Jeder vierte Lehrer (25 %) gibt an, die Schüler durch den Einsatz von Skills Labs auf die Praxis vorzubereiten. Sieben Probanden machten sonstige Angaben (eigene „Praxistage", z.B. Kinästhetik / Exkursionen / Fallbeispiele aus der Praxis / Lernaufgaben in Anlehnung an den Theorie-Unterricht / Rollenspiele / Theoretische Aufgabenstellung für jeden Praxiseinsatz und „übernehme Kursleitung").

Alle befragten Lehrer geben an, die praktische Ausbildung durch eine Praxismappe o.ä. zu strukturieren. Inhalte dieser Mappe sind: Beurteilungsbögen (100 %), Praxisaufgaben (93,9 %), Arbeitszeit-Erfassungs-Bögen (87,9 %), theoretisch unterrichtete Inhalte (66,7 %) und Vorschläge für Anleitungen (36,4 %). 16 Probanden machen darüber hinaus noch sonstige Angaben, die im Folgenden aufgeführt sind:

Tabelle 20: Sonstige Inhalte der Praxismappen

Sonstige Inhalte	Nennungen
Wochenpläne / Wochenberichte	6
AltPflG / AltPflAPrV / Curriculum	4
Lernziele / Kompetenzen	4
Lernberatungsempfehlung	3
Selbsteinschätzungs-Bogen	3
Leitbild / Einrichtungsbeschreibung	2
Einarbeitungsformulare	1
Formulare für Praxisbesuche	1
Gesprächsbögen	1
Pflege-Index	1
Portfolio Praxis	1
Praktischer Rahmenlehrplan NRW	1
Praktischer Tätigkeitskatalog	1

Sofern bei einem Schüler keine Auffälligkeiten bestehen, führen die befragten Lehrer zumeist nur eine Praxisbegleitung pro Ausbildungsjahr durch (44,1 %). Jeder dritte Lehrer besucht die Schüler zwei Mal (35,3 %) und jeder fünfte Lehrer drei Mal oder öfter (20,6 %). Mit dem Lernfortschritt der Schüler sind fast alle Lehrer zufrieden (48,5 %) oder eher zufrieden (48,5 %). Ein Proband (2,9 %) ist hingegen sehr unzufrieden mit dem Lernfortschritt der Schüler. Den Filterhinweis, dass diejenigen Lehrer, die mit der dem Lernfortschritt der Schüler sehr oder eher zufrieden sind, die folgende Frage überspringen sollten, haben 24 Lehrer übersehen. Die Ergebnisse werden dennoch in der folgenden Auswertung verwendet, da sie ein Stück weit die Kritik der Lehrer gegenüber den Praxiseinrichtungen darstellen. Dass zu wenige Anleitungssituationen durchgeführt werden und dass die Gegebenheiten in der Praxis nicht optimal sind, geben jeweils fast alle Probanden an (je 88 %). Mit 40 % sind mehr als ein Drittel aller Lehrer der Ansicht, dass die Anleitungssituationen zu kurz seien. Fast jeder vierte Proband (24 %) gab außerdem an, dass die Gewichtung der praktischen Ausbildung gegenüber der theoretischen geringer sei.

27,3 % der Probanden geben an, dass seitens der Schule keine Reflektionstage angeboten werden. An den anderen Schulen finden diese einmal (51,5 %) oder zweimal bzw. mehr als zweimal pro praktischen Einsatzblock statt (21,2 %). Der Nutzen dieser Tage wird dabei von allen Lehrern als sehr gut (34,8 %) oder eher gut (65,2 %) bewertet.

Ein Proband gibt an, dass an seiner Schule keine Praxisanleiter-Treffen stattfinden. Andere Probanden hingegen bestätigten, sich für den regelmäßigen Austausch mit den Praxisanleitern der Kooperationspartner mind. einmal jährlich (26,5 %) zu treffen. Über zwei Drittel der Lehrer (70,6 %) geben an, dass diese Treffen zweimal jährlich oder öfter stattfinden. Dabei sind sich die befragten Lehrer über den Nutzen dieser Treffen weitgehend einig: Fast neun von zehn Lehrern bewerten die Praxisanleiter-Treffen als sehr gut (23,5 %) oder gut (64,7 %). Nur etwa jeder zehnte Proband (11,8 %) ist von diesen Treffen nicht überzeugt und bewertet sie als „eher schlecht". Als Hauptthemen für Praxisanleiter-Treffen werden von den Probanden „formale & organisatorische Dinge" sowie die gezielte Absprache zwischen der theoretischen und der praktischen Ausbildung genannt (100 % & 67,6 %). Überraschend ist, dass die vorher von den Lehrern kritisierten Bedingungen in der Praxis und die Anleitungssituationen nur zu einem verhältnismäßig geringen Anteil thematisiert werden (44,1 % & 38,2 %). Acht Probanden machen sonstige Angaben, die im Folgenden aufgeführt sind:

Tabelle 21: Sonstige Themen für Praxisanleiter-Treffen

Sonstige Themen	Nennungen
Beurteilungs- / Prüfungsmodalitäten	4
Neuerungen / Gesetzesänderungen	3
Fachliche Erläuterungen bzgl. Pflegesituationen	2
Ausgewählte Themen, z.B. Expertenstandards	1

Die Kooperation mit den Praxisanleitern[6] beurteilten n = 21 Probanden als sehr gut (14,3 %) oder gut (85,7 %). Als Gründe geben sie an, dass Praxisanleiter gut mit der Schule kooperieren (50 %) und motiviert sind (40,6 %). Weiterhin hat ein Drittel der Lehrer (34,4 %) angegeben, dass die Schüler über entsprechende Kompetenzen verfügen. Zwei Probanden (6,3 %) geben an, dass in der Praxis ausreichend Zeit für Anleitungen sei. Drei Lehrer machen darüber hinaus noch zusätzliche Angaben („In den Einrichtungen unterschiedlich" / „Ehemalige Schüler übernehmen PA" / „Beteiligung durch Ausbildungskonferenzen").

Etwa genauso viele Lehrer (n = 20) beurteilen die Kooperation mit der Praxisanleitung als eher schlecht, wobei kein Proband diese als „sehr schlecht" empfindet. Die Gründe hierfür sind unzureichende Anleitungen in der Praxis (31,3 %), mangelhaftes Interesse an der Kooperation mit der Schule (21,9 %), der mangelhafte Kompetenzerwerb der Schüler (6,3 %) sowie eine geringe Motivation seitens der Praxisanleiter (3,1 %). Acht Lehrer machen darüber hinaus sonstige Angaben, die im Folgenden dargestellt sind:

Tabelle 22: Sonstige Gründe für schlechte Kooperation zwischen Lehrern und Praxisanleitern

Sonstige Angaben	Nennungen
PA sind überlastet / Zeitmangel	7
Alle Antworten durch Menge an Kooperationspartnern	1
Bedingungen für Praxisanleitung sind unzureichend	1
Fehlende Fachkompetenz	1
Fluktuation der weitergebildeten PA's	1
Kleine Betriebe schaffen nicht immer die Strukturen	1

Die Kooperation mit den Einrichtungen der praktischen Ausbildung beurteilen n = 20 Lehrer als sehr gut (10 %) oder gut (90 %). Als Hauptgründe hierfür geben sie an, dass sich die Einrichtungen an einer gemeinsamen Ausbildung interessiert zeigen (39,4 %), dass die Kooperation mit der Schule bereits erfolgreich verlief (36,4 %) und das die Einrichtungen Ideen und Vorschläge für eine gemeinsame Ausbildung mit einbringen (30,3 %). Sieben Lehrer geben außerdem an, dass in den Praxisphasen gezielt diejenigen Tätigkeiten eingeübt werden, die zuvor im der Theorie unterrichtet wurden (21,2 %). Sonstige Gründe gibt kein Proband an.

---

[6] Aufgrund von positiven wie auch negativen Erfahrungen mit der Kooperationsbereitschaft einzelner Praxisanleiter und Einrichtungen gaben einige Probanden in den Antwortmatrizen der Fragen 2.12 und 2.13 ein entsprechend positives und negatives Feedback. Daher variieren die Populationsgrößen bei diesen Items.

Negative Erfahrungen mit den Einrichtungen geben n = 15 Lehrer an. Sie beurteilen die Kooperation mit den Einrichtungen der praktischen Ausbildung als eher schlecht (93,3 %) oder sehr schlecht (6,7 %). Die Hauptgründe hierfür sind schlechte Gegebenheiten in der Praxis hinsichtlich des Lernens der Schüler (46,9 %) und ein mangelhaftes Interesse an der Gestaltung einer gemeinsamen Ausbildung (30,3 %). Weitere Gründe sind eine schlechte Erreichbarkeit der Praxisanleiter (21,2 %) sowie ein mangelhaftes Eingehen auf die theoretischen Lerninhalte (12,1 %). Zwei Lehrer machen darüber hinaus noch zusätzliche Angaben („Alle Antworten durch Menge an Kooperationspartnern" / „Fehlende Struktur / Verpflichtung; Auszubildende = Arbeitskraft").

Zu der vorformulierten These, dass Teilzeit-Auszubildende das in der Schule gelernte Wissen besser in der Praxis umsetzen können, äußern sich 15 der befragten Lehrer nicht (n = 19). Es ist anzunehmen, dass sie keine Aussage machen, weil an ihren Schulen keine Teilzeit-Ausbildung angeboten wird. Die anderen Lehrer stimmen dieser These zu (10,5 %) oder eher zu (15,8 %). Drei Viertel der Lehrer sind jedoch der Ansicht, dass diese These nicht (31,6 %) oder eher nicht (42,1 %) zutrifft. Dass der Schulabschluss der Schüler den Lernerfolg bestimmt, bejahen insg. zwei Drittel der Probanden 67,6 %, während die übrigen der Ansicht sind, dass dies nicht (5,9 %) oder eher nicht (26,5 %) zutrifft. Der Aussage, dass gezielte Anleitungen den Lernerfolg der Schüler nicht erhöhen, widersprechen fast alle Probanden (85,3 %). Lediglich fünf Lehrer (14,7 %) sind der Ansicht, dass dies zutrifft. Anders bei der Frage nach den Schnittstellen zwischen Theorie und Praxis. Hier sind knapp ein Drittel der Probanden (30,3 %) der Ansicht, dass nur wenige gemeinsame Schnittstellen existieren, während die übrigen zwei Drittel der Befragten (69,7 %) dies klar abweisen.

Dass die Gegebenheiten in der Praxis nicht immer eine Umsetzung der Lerninhalte erlauben, bejahen mit 88,2 % fast alle Probanden. Lediglich 11,8 % der Lehrer sind der Ansicht, dass dies eher nicht zutreffe. Ein klares Bild ergibt sich bei der Forderung, dass die Praxisanleiter in einem engeren Kontakt zur Schule stehen sollten. Diese unterstützen fast alle Lehrer voll (55,9 %) oder eher (38,2 %). Nur zwei Lehrer (5,8 %) sind der Ansicht, dass dies nicht zutreffe. Dass die materielle Ausstattung der Schule einen Einfluss auf den Lernerfolg der Schüler hat, bestätigen über die Hälfte der befragten Lehrer nicht (8,8 %) oder eher nicht (50 %). Über ein Drittel ihrer Kollegen bestätigt dies jedoch voll (11,8 %) oder eher (29,4 %). Überraschend stark kritisieren die Lehrer jedoch den Unterricht an ihren Schulen. So sind knapp die Hälfte aller befragten Lehrer der Ansicht, dass der zurzeit durchschnittlich an der Schule angebotene fachpraktische Unterricht die

Schüler nicht (8,8 %) oder eher nicht (35,3 %) ausreichend für die praktische Arbeit qualifiziere. Insgesamt 19 Lehrer sind jedoch der Meinung, dass die Qualifikation ausreichend (17,6 %) oder eher ausreichend (38,2 %) sei.

Die Aussagen zur allgemeinen Arbeitssituation beurteilen die befragten Lehrer wie folgt. Dass formale Arbeiten sie zulasten der Unterrichtsvorbereitung aufhalten, bestätigen acht von zehn Lehrern voll (50 %) oder eher (30 %). Nur sechs Lehrer verneinen diese Aussage eher (13,3 %) oder vollständig (6,7 %). Die Aussage, dass sie durchschnittlich weniger als 50 % ihrer Arbeitszeit im Unterricht seien, bestätigen die Hälfte aller Lehrer vollständig (36,7 %) bzw. eher (13,3 %). Hingegen widerspricht die andere Hälfte aller Probanden dieser Aussage eher (33,3 %) bzw. ganz (16,7 %). Dass bei „guten" Schülern weniger Praxisbegleitungen als üblich durchgeführt würden, bejaht knapp jeder vierte Proband (23,1 %). Die übrigen verneinen diese Aussage vollständig (65,4 %) oder eher (11,5 %). Fast jedem befragten Lehrer ist der Lernerfolg jedes einzelnen Schülers wichtig, auch wenn dies mehr Zeit in Anspruch nimmt und andere Schüler „aufhält". So bestätigen über drei Viertel der Probanden diese Aussage voll (57,1 %) oder eher (35,7 %). Nur zwei Lehrer widersprechen dieser Aussage (7,2 %).

Zeitmangel ist für über zwei Drittel der befragten Lehrer ein die Arbeit erschwerender Faktor (67,8 %). Für das übrige Drittel (32,1 %) trifft dies eher nicht zu. Über psychische Belastungen klagt etwa jeder vierte Lehrer (27,5 %), während die meisten Probanden dies nicht (41,4 %) oder eher nicht (31 %) von sich behaupten. Personalmangel unter den Pflegepädagogen attestieren zwei von drei Lehrern voll (31 %) oder eher (37,9 %), während die übrigen Probanden dies eher nicht (6,9 %) oder nicht angeben (24,1 %). Konflikte mit dem Träger geben insgesamt sechs Probanden an (20,6 %). Über die Hälfte der befragten Lehrer (44,8 %) kann dies jedoch nicht bestätigen. Ein Drittel der Befragten antwortet, dass dies eher nicht auftrete (34,5 %). Jeder dritte Proband gibt an, dass unregelmäßige Pausenzeiten eher (23,3 %) oder voll (16,7 %) ebenfalls ein die Arbeit erschwerender Faktor sei. Für die Hälfte aller Probanden (50 %) trifft dies nicht zu. Jeder zehnte Lehrer sieht dies ebenfalls eher nicht (10 %). Dass ein weiterer die Arbeit erschwerender Faktor ist, für Schüler jederzeit ansprechbar zu sein, bestätigt ein Drittel der Lehrer voll oder eher (je 16,7 %). Für die übrigen Probanden trifft dies eher nicht (23,3 %) oder nicht (43,3 %) zu. Acht Lehrer machen sonstige Angaben zu Faktoren, die ihre Arbeit erschweren. Diese sind im Folgenden aufgeführt.

Tabelle 23: Sonstige, die Arbeit erschwerende Faktoren

Sonstige Faktoren	Nennungen
Sozialverhalten der Schüler nimmt mit steigender Tendenz ab / Kommunikationsverhalten / Smartphones im Unterricht	4
Administration / Formale Arbeiten / Bürokratie	3
Geringer Einfluss auf praktische Ausbildungssituation	1
Kaum Zeit für kollegiale Beratung	1
Keine kontinuierlichen Teamabsprachen	1
Zunehmend schlechteres Bildungsniveau der Teilnehmer	1

Über drei Viertel der befragten Lehrer sind mit der Arbeitssituation sehr (25 %) oder eher (53,6 %) zufrieden. Etwa jeder fünfte Proband gibt an, eher nicht zufrieden zu sein (21,4 %). „Unzufrieden" mit der Arbeitssituation ist keiner der befragten Lehrer. Drei Probanden geben sonstige Anmerkungen an („Die Möglichkeiten der Praxisanleitung sind von Ausbildungsverständnis (z.B. Personalentwicklung) und Organisationsstrukturen des Ausbildungsträgers abhängig. Die PA kann noch so motiviert und gut ausgebildet sein, wenn der Träger kein klares Ausbildungsverständnis hat, scheitert die PA" / „Praxisanleiter sind nur aus Zeitmangel desinteressiert. Die Anerkennung ihrer Leistung durch stärkere Gewichtung der praktischen Ausbildung ist notwendig. Pflichtfortbildungen für Praxisanleiter gesetzlich regeln!" / „Viel Erfolg!").

4.2.3 Teilpopulation „Praxisanleiter"

Den drei zurück erhaltenen Fragebögen aus „Einrichtung 4" lagen nur zwei Einverständniserklärungen bei (ein Proband hatte den unteren anstatt den oberen Teil der Erklärung abgegeben). Da alle Bögen dieser Einrichtung ausgefüllt und mit Pseudonymen versehen waren, wird von einem konkludenten Einverständnis ausgegangen. Bis zur Fertigstellung dieser Ausarbeitung machte kein Praxisanleiter von der Möglichkeit den Fragebogen aus den Gesamtergebnissen entfernen zu lassen, Gebrauch, sodass sich eine Population von n = 20 ergibt.

Die befragten Praxisanleiter sind durchschnittlich 43,8 Jahre alt (Median 47 Jahre, Modus 31 Jahre), wobei die Altersspanne von 27 bis 60 Jahren reicht. Die Praxisanleitungen sind zu 80 % weiblich. Von den Probanden haben mit 55 % die meisten ein (Fach-)Abitur, gefolgt von einem Realschulabschluss (30 %) und einem Hauptschulabschluss (15 %). Mit 90 % sind die meisten der befragten Praxisanleiter gelernte Altenpfleger. Der Anteil der (Gesundheits- und)Krankenpfleger beträgt somit 10 %.

Die meisten Praxisanleiter arbeiten seit 10-15 und über 15 Jahren in der Pflege (20 % bzw. 65 %). 15 % aller Probanden geben an seit 5-10 Jahren in der Pflege tätig zu sein. Mit 80 % ist der Anteil der Praxisanleiter, die im Bereich der stationären Altenhilfe arbeiten, sehr hoch, was auf die Auswahl der Einrichtungen seitens des Autors zurückzuführen ist. Über zwei Drittel der Probanden arbeiten seit 5-10 bzw. seit über 10 Jahren in der Einrichtung, in der sie zum Befragungszeitpunkt angestellt waren (20 % bzw. 50 %). Die übrigen Praxisanleiter sind seit 1-3 bzw. 3-5 Jahren in den jeweiligen Einrichtungen angestellt (15 % bzw. 15 %). Mit 75 % haben die meisten der befragten Probanden eine 100 %-Stelle; jeder fünfte hat eine 75 %-Stelle (15 %) oder eine 50 %-Stelle (5 %). Ein Proband gab an, eine 65 %-Stelle zu haben.

Die Zusatzqualifikationen der befragten Praxisanleiter verteilen sich wie folgt:

Tabelle 24: Zusatzqualifikationen der Praxisanleiter

Zusatzqualifikation	Nennungen
Praxisanleitung	15
Sonstige	10
Pflegedienstleitung	5
Wohnbereichsleitung	5
Gerontopsychiatrische Fachkraft	2
Wundmanagement	2

Somit haben drei Viertel aller befragten Probanden eine Praxisanleiter-Weiterbildung, während ein Viertel die Anleitung von Schülern übernimmt, ohne die entsprechende berufspädagogische Weiterbildung absolviert zu haben. Die „sonstigen" Weiterbildungen verteilen sich wie folgt.

Tabelle 25: Sonstige Weiterbildungen der Praxisanleiter

Weiterbildung	Nennungen
Palliativ Care / Palliativ-Fachkraft	7
Demenzmanager	1
Fachwirtin für Pflegeberufe	1
Hausleitung	1
Inkontinenz-Beauftragte	1
Management soz. Einrichtungen	1

Mit 68,4 % sind drei Viertel der Probanden seit 5-10 Jahren als Praxisanleiter tätig, während die übrigen Befragten zwischen 1-3 Jahren und 3-5 Jahren Schüler anleiten (je 15,8 %). Die meisten Praxisanleiter betreuen einen (50 %) oder zwei Schüler (27,8 %). Etwa jeder fünfte Proband (22,2 %) betreut drei oder mehr Auszubildende. Für gezielte Anleitungen werden knapp der Hälfte der Praxisanleiter (47,4 %) keine „Sonderzeiten" zur

Verfügung gestellt. Den anderen Probanden stehen durchschnittlich 3,5 Std. pro Woche für Anleitungen zur Verfügung.

Zur Arbeitssituation geben die befragten Praxisanleiter folgende Angaben an.

Tabelle 26: Angaben zur Arbeitssituation

	Mittelwert	Median	Modus
Anzahl der Bew. / Klienten (gesamt)	43,8	31	31
Anzahl der Kollegen (Frühdienst)	4,8	5	5
Anzahl der betreuten Bew. / Klienten	10,1	8	8
Anzahl der Kollegen (Spätdienst)	3	3	2
Anzahl der betreuten Bew. / Klienten	13	10	10
Gemeinsame Schichten mit Schüler pro Monat	13,5	15	9
Gemeinsame Touren mit Schüler pro Monat	13,7	5	2

Somit versorgen durchschnittlich etwa fünf Pflegende jeweils zehn Bew. / Klienten im Frühdienst bzw. drei Pflegekräfte dreizehn Bew. / Klienten im Spätdienst. Die gemeinsamen Dienste mit dem Schüler zusammen sind durchschnittlich zwar fast identisch, es fällt jedoch auf, dass der Median sowie der Modalwert bei den Praxisanleitern im stationären Bereich signifikant höher liegt.

Die Praxisanleiter geben zu 80 % an, dass die praktische Ausbildung der Schüler durch eine Praxismappe strukturiert sei, wobei etwa ein Drittel von ihnen angibt, dass diese nur selten (5 %) bis „meist" (35 %) genutzt werde. Mit dem Lernstand der Auszubildenden sind nur etwa knapp die Hälfte aller befragten Probanden sehr (5,3 %) oder eher (42,1 %) zufrieden. Die restlichen Praxisanleiter kritisieren diesen als mittelmäßig (47,4 %) oder sind mit ihm unzufrieden (5,3 %). Die Kooperation mit dem Fachseminar für Altenpflege ist für die meisten Praxisanleiter nicht neu. So geben mit 83,3 % die meisten Praxisanleiter an, schon seit 3-5 Jahren (27,8 %), 5-10 Jahren (33,3) bzw. seit über 10 Jahren (22,2 %) mit der Schule zu kooperieren. Lediglich für 16,7 % der Probanden ist dies die erste Kooperation mit dieser Schule.

Die bisherige Zufriedenheit mit der Altenpflegeschule beurteilen 12 Praxisanleiter als sehr gut oder gut. Die Gründe hierfür sind vor allem die Ansprechbarkeit der Lehrer (60 %), die Umsetzbarkeit des theoretisch vermittelten Wissens (46,7 %), der Austausch mit der Schule sowie die Berücksichtigung von Themenvorschlägen seitens der Praxisanleiter (je 26,7 %), die Absprachen bzgl. des Ausbildungsstandes der Auszubildenden (20 %) und die Häufigkeit der Praxisbegleitungen (13,3 %). Ein Proband gibt zudem einen sonstigen Grund an („Flexible Terminsabsprachen").

Vier Praxisanleiter beurteilen die bisherige Kooperation als „eher schlecht". Als Gründe nennen sie seltene Praxisbegleitungen (75 %), einen mangelhaften Austausch mit der Schule (50 %) sowie eine schlechte Erreichbarkeit der Lehrer bei Fragen (25 %). Zwei Probanden geben außerdem zusätzliche Gründe an („Häufig wechselnde Dozenten" / „Phasenweise wenig Austausch").

Nach der momentanen Zufriedenheit bzgl. der Kooperation mit der Altenpflegeschule gefragt, geben 14 Praxisanleiter zu gleichen Teilen an, dass diese als sehr gut oder gut empfinden. Als Gründe geben sie die Erreichbarkeit der Lehrkräfte (100 %), den Austausch mit der Schule (43,8 %), die Häufigkeit von Praxisbegleitungen (31,3 %) sowie die Berücksichtigung der vorgeschlagenen Themen (12,5 %) an.

Drei Praxisanleiter bewerten die momentane Kooperation mit der Schule als „eher schlecht". Die Gründe hierfür sind seltene Praxisbegleitungen (66,6 %) sowie ein mangelhafter Austausch untereinander, die Erreichbarkeit der Lehrer und seltene Absprachen bzgl. des Ausbildungsstandes (je 33,3 %) an.

Die Beurteilung der vorformulierten Thesen ergibt folgende Ergebnisse:

Tabelle 27: Beurteilung vorformulierter Aussagen durch Praxisanleiter

	Trifft zu	Trifft eher zu	Trifft eher nicht zu	Trifft nicht zu
Besserer Transfer bei Teilzeit-Ausbildung	37,5 %	18,8 %	25 %	18,8 %
Ausreichende Vorbereitung auf die Praxis durch theoretischen Unterricht	15,8 %	47,4 %	31,6 %	5,3 %
Hinreichende Qualifikation durch derzeitige Ausbildungsstrukturen	15,8 %	47,4 %	31,6 %	5,3 %
Sehr zufrieden mit der Zusammenarbeit der Schule	26,3 %	36,8 %	36,8 %	-
Ich nehme mir Zeit für Anleitungen	29,4 %	41,2 %	29,4 %	-

Somit kann festgehalten werden, dass mit 56,3 % mehr als jede zweite Praxisanleitung der Auffassung ist, dass bei einer Teilzeit-Ausbildung ein besserer Theorie-Praxis-Transfer möglich sei. Dass die Vorbereitung auf die Berufspraxis durch den theoretischen Unterricht ausreichend ist bzw. dass die derzeitigen Ausbildungsstrukturen hierzu geeignet sind, bestätigen jeweils ein Drittel aller Probanden eher nicht (je 31,6 %) bzw. gar nicht (je 5,3 %). Die Zusammenarbeit mit der Schule stellt mit 63,1 % fast zwei von drei Praxisanleitern zufrieden. Unabhängig von den internen Vorgaben geben zudem zwei

Drittel aller befragten Probanden an, dass sie sich für Anleitungssituationen Zeit nehmen würden (70,6 %).

Bei den vorformulierten Aussagen zur Arbeitssituation geben 78,2 % aller Probanden an, dass sie mit ihrer Arbeit zufrieden oder eher zufrieden seien. Mit 94,8 % ist fast jeder Proband davon überzeugt, dass seine Arbeit anerkannt wird. Dass die Bezahlung ihrer Arbeit angemessen ist, bestätigten über die Hälfte der Praxisanleiter eher nicht (31,6 %) oder gar nicht (21,1 %). Die Aufstiegschancen beurteilen knapp drei Viertel der Probanden jedoch als ausreichend (73,7 %).

Die Arbeit der Praxisanleiter wird vor allem durch Zeitmangel (100 %), Wenig Zeit für pflegerische Aufgaben (78,9 %), Personalmangel (72,2 %), Psychische Belastung (66,7 %), Gesundheitliche Probleme (50 %) und Schichtdienst (50 %) erschwert. Vier Praxisanleiter geben darüber hinaus noch sonstige Gründe an („Arbeitszeiten für Mütter" / „Politik" / „Sehr häufige Anrufe" / „Viel, viel Bürokratie").

Zwei Drittel aller befragten Praxisanleiter sind mit ihrer Arbeitssituation sehr (17,6 %) oder eher (52,9 %) zufrieden. Fünf Probanden (29,4 %) geben an, eher unzufrieden mit ihrer Arbeitssituation zu sein.

Zwei der befragten Praxisanleiter machen darüber hinaus noch zusätzlich Angaben („zu Punkt 2.3: 15 gemeinsame Schichten sind nicht die Regel, eher weniger / zu Punkt 2.9: Mir ist es wichtig die Schüler gut anzuleiten, gerade dann leider unter Zeitdruck, da mir häufig zu wenig Zeit für Anleitung zur Verfügung gestellt wird." / „Zur Zeit Personalmangel da weiter ausgebaut wird ist so keine qualifizierte Pflege und Betreuung gewährleistet").

In der folgenden Abbildung sind die Hauptkritikpunkte der jeweiligen Teilpopulationen noch einmal grafisch zusammengefasst.

Abbildung 1: Hauptkritikpunkte der drei Probandenkohorten untereinander

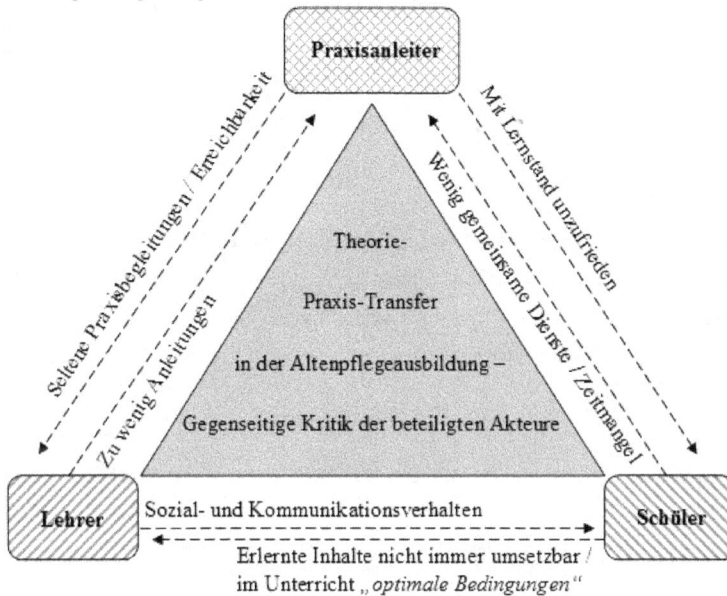

Wie in obiger Abbildung dargestellt, sind die Hauptkritikpunkte der Schüler an die Praxisanleiter, dass diese zu wenige gemeinsame Dienste und nur eingeschränkte zeitliche Reserven haben. Weitere Kritik richtet sich an die Lehrer bzw. die Unterrichtsgestaltung, da die Lerninhalte nicht immer umsetzbar seien und im Unterricht von *optimalen Bedingungen* ausgegangen werde, die die Schüler in der Berufspraxis nicht wieder finden.

Die Lehrer hingegen kritisieren das Sozial- und Kommunikationsverhalten der Schüler, was insbesondere dem massenhaften Aufkommen von *Smartphones* zuzuschreiben ist. Darüber hinaus teilen sie die Kritik der Schüler und fordern von den Praxisanleitern mehr Anleitungssituationen.

Die Hauptkritik der Praxisanleiter gegenüber den Schülern bezieht sich auf den Lernstand, was jedoch auch ein Stück weit der Schule bzw. dem Lehrplan angerechnet werden muss. Von den Lehrern fordern sie eine bessere Erreichbarkeit und, noch wichtiger, eine stärkere Präsenz in den Einrichtungen der praktischen Ausbildung ein.

4.3 Darstellung, Interpretation und Diskussion bivariater Zusammenhänge

Im Folgenden werden die Ergebnisse einiger Teilstichproben dargestellt, um mögliche Einflussgrößen auf den Theorie-Praxis-Transfer zu identifizieren. Hierfür wird das Antwortverhalten bei denjenigen Items untersucht, die einen direkten Rückschluss auf den Theorie-Praxis-Transfer zulassen.

4.3.1 Differenzierungen Schüler

Im Folgenden werden die Ergebnisse einiger Teilstichproben dargestellt, um mögliche Einflussgrößen auf den Theorie-Praxis-Transfer zu identifizieren. Hierfür wird das Antwortverhalten bei denjenigen Items untersucht, die einen direkten Rückschluss auf den Wissenstransfer bzw. Kompetenzanbahnungen zulassen. Es handelt sich dabei um folgende Items:

- Einschätzung, wie gut die theoretische Ausbildung auf die praktische Arbeit vorbereitet: Durch die Einschätzung, in welchem Maße die schulische Ausbildung auf die Berufspraxis vorbereitet, kann ein Rückschluss auf das Gelingen des Theorie-Praxis-Transfers gezogen werden (vgl. Darmann, 2004, 203).
- Nutzen von Lernaufgaben für die praktische Ausbildung: Nach Müller (2005, 685ff) können durch Lernaufgaben theoretisch und praktisch erworbenen Kenntnisse vertieft werden und somit die Anbahnung von Kompetenzen unterstützen. Daher haben sie als „Bindeglied" zwischen der Theorie und der Berufspraxis einen Einfluss auf den Transfer des Wissens in die Praxis.
- Vorliegen eines Theorie-Praxis-Konfliktes: Durch die Bildung bivariater Zusammenhänge kann ermittelt werden, welche Schülergruppen am ehesten einen Theorie-Praxis-Konflikt attestieren und welche Ausmaße dieser hat. Somit können weitere Einflussfaktoren aufgedeckt werden.
- Betreuung durch die Praxisanleitung: Durch die Praxisanleitung sollen gezielt Kompetenzen angebahnt werden (vgl. Zúñiga, 2003, 54). Ist diese jedoch zu sehr auf die reine Berufspraxis ausgerichtet, entsteht für die Schüler ein Konflikt, da die Verzahnung von Theorie und Praxis dann nur schwer bis gar nicht möglich ist (vgl. Lauber, 2013, 71).
- Vorformulierte Aussagen: Die bei Frage 2.17 aufgeführten Aussagen fungieren zum einen als Kontrollfragen. Zum anderen lassen sich hieraus Rückschlüsse auf

einzelne Problembereiche des Wissenstransfers ziehen sowie entsprechende Schülerkohorten identifizieren.

- Fragen zur allgemeinen Zufriedenheit mit der theoretischen und praktischen Ausbildung sowie zur Gesamtzufriedenheit mit der Ausbildung: Die Zufriedenheit bzw. Unzufriedenheit mit der theoretischen und praktischen Ausbildung kann Rückschlüsse auf das Ge- bzw. Misslingen des Wissenstransfers sowie die Anbahnung von Kompetenzen zulassen. Gleiches gilt für die Gesamtzufriedenheit. Wie Oestermann & Rais-Parsi (2011, 95f) nachwiesen, hat die Gesamtzufriedenheit mit der Arbeitssituation zumindest Auswirkungen auf das Fortbildungsverhalten von Pflegenden, daher liegt die Vermutung nahe, dass dies auch für den Theorie-Praxis-Transfer von Schülern gilt.

Sofern sich bei einzelnen Items keine markanten Unterschiede im Antwortverhalten der Teilstichproben erkennen lassen, wird auf diese Items nicht weiter eingegangen. Die angegebenen Prozentwerte beziehen sich jeweils auf die gültigen Prozente.

4.3.1.1 Alter

Lernaufgaben, die während der praktischen Ausbildungsblöcke bearbeitet werden sollen, werden insbesondere von jüngeren Schülern als Belastung empfunden. Die Kohorten der 21-25- und 26-30-jährigen Schüler, die die beiden größten Teilpopulationen der Schüler darstellen, geben dies mit 28,4 % bzw. 11,1 % an. In den anderen Altersgruppen liegt dieser Wert zwischen 0 % und max. 5,9 %. Dass solche Lernaufgaben nur zu einem geringen Teil dazu beitragen, die theoretischen und praktischen Ausbildungsinhalte besser miteinander verknüpfen zu können, bestätigen insbesondere die Kohorten der 18-20-, 26-30- und der über 50-jährigen (80,8 %, 70,4 % und 75 %). Dies wird durch das Kontroll-Item, das diese Lernaufgaben zu einer besseren Verzahnung führen, bestätigt. Hier weisen die entsprechenden Kohorten mit Werten von 15,4 %, 18,5 % und 25 % die geringsten Ausprägungen auf.

Einen als mittelmäßig bezeichneten Theorie-Praxis-Konflikt sehen jeweils über ein Drittel der 18-40-jährigen (38,5 %, 36,8 %, 37,9 % und 34,8 %). Auffallend ist hierbei, dass insbesondere die Schüler der Kohorten der 41-50- und der über 50-jährigen deutlich kritischer urteilen. Sie geben einen als mittelmäßig bis gravierend bezeichneten Konflikt mit 56,5 % und 80 % an. Gleichzeitig weisen diese Kohorten die geringsten Ausprägungen bei der Antwort, es würde kein Theorie-Praxis-Konflikt bestehen, auf (4,3 % und 0 %). Diese Werte liegen bei den 18-40-jährigen Schülern zwischen 24,1 % und 34,8 %.

Die Schüler der jeweils beiden jüngsten und ältesten Kohorten (18-20-, 21-25-, 41-50- und über 50-jährige) fühlen sich durch ihre Praxisanleitung am schlechtesten betreut (52 %, 43,9 %, 41,6 % und 80 % beurteilen die Betreuung jeweils als „Schlecht" oder „Sehr schlecht"). Die höchsten Ausprägungen zeigen somit die jüngsten und ältesten Schüler. Weiterhin haben die 18-20-, 21-25- und die über 50-jährigen Schüler die meisten Probleme, die Ausbildungsinhalte in der Praxis umzusetzen (61,5 %, 55 % und 80 %). Mit Ausnahme der 21-25-jährigen Schüler sind jedoch mehr als die Hälfte der Probanden aller Altersgruppen der Auffassung, dass die theoretische Ausbildung hinreichend praxisorientiert ist, wobei die positiven Ausprägungen mit steigendem Alter zunehmen (57,7 %, 60,7 %, 60,9 %, 72 % und 80 %). Die Kooperation zwischen den beiden ausbildenden Einrichtungen beurteilen insbesondere die über 50-jährigen Schüler negativ (80 %). Die anderen Alterskohorten beurteilen diese mit 22,7 % bis max. 44,9 % deutlich seltener negativ. Dass im Rahmen der schulischen Ausbildung zu sehr von optimalen Bedingungen ausgegangen wird, bestätigten alle Altersgruppen zu großen Teilen mit 79,6 % bis 100 %.

Mit der theoretischen Ausbildung sind die meisten Schüler zufrieden (72 % bis max. 92 %). Lediglich die 21-25-jährigen Schüler haben mit 68,1 % die geringste Ausprägung bei der Zufriedenheit; sie haben bei den negativen Antworten zusätzlich mit 31,9 % die meisten Nennungen. Die Zufriedenheit mit der praktischen Ausbildung sinkt hingegen mit zunehmendem Alter. Während die jüngeren Schüler noch mit bis zu 84,6 % mit der Ausbildungsgestaltung zufrieden sind, sinkt dieser Wert bei den über 50-jährigen auf 40 %. Ein ähnliches Bild ergibt sich hinsichtlich der Gesamtzufriedenheit mit der Ausbildung: Hier geben die 18-50-jährigen Schüler an, zu 77,9 % bis max. 91,3 % „Sehr zufrieden" oder „Eher zufrieden" zu sein. Die über 50-jährigen Schüler sind hingegen zu 60 % „eher zufrieden", wobei kein Schüler angint, mit der Ausbildung „sehr zufrieden" zu sein.

Insgesamt zeigt sich, dass insbesondere die jüngeren Schüler zwischen 18 und 25 Jahren Lernaufgaben eher als zusätzliche Belastung empfinden als ältere Auszubildende. Zwar zieht sich eine kritische Haltung durch fast alle Altersgruppen, dies muss jedoch voneinander abgegrenzt werden. Während Lernaufgaben auf der einen Seite eine höhere Belastung darstellen, weil sie häufig nicht während der normalen Dienstzeiten, sondern in der Freizeit bearbeitet werden müssen, zielt die Kritik auf die Qualität der Aufgaben bzw.

deren Nutzen. Was konkret die Inhalte von Lernaufgaben sind, war nicht Bestandteil der Untersuchung, jedoch müssen die Lernaufgaben grundsätzlich so konzipiert sein, dass eine Verzahnung zwischen dem in der Schule gelernten Fachwissen und den pflegerischen Handlungen im Stationsalltag möglich ist und nicht nur eine reine Wissensabfrage bzw. Rechercheaufgabe stattfindet (vgl. Müller, 2005, 685). Außerdem sollten Lernaufgaben zeitnah gestellt werden, sodass den Schülern das erlernte Wissen noch präsent ist, während sie es im Rahmen des praktischen Einsatzes vertiefen. Wenn die Schüler die Aufgaben jedoch um der Bearbeitung willen *abarbeiten,* sie aber nicht reflektieren, kann kein Lernprozess stattfinden (vgl. ebd., 685). Wenn diese Faktoren nicht berücksichtigt werden, verwundert es nicht, wenn Schüler Kritik an den Lernaufgaben üben. Außerdem kann den älteren Schülern aufgrund ihrer Lernbiographie unterstellt werden, dass sie eher dazu bereit sind, auch außerhalb ihrer Arbeitszeiten während der praktischen Ausbildungsblöcke an Lernaufgaben zu arbeiten, während jüngeren Schülern häufig ihre Freizeit wichtiger ist. Zudem fällt jüngeren Schülern das Lernen leichter, während Lernprozesse mit steigendem Alter signifikant schwerer fallen (Gerrig & Zimbardo, 1999, 500). Hinzu kommt, dass Erstauszubildende nicht im selben Ausmaß den *„Ernst der Ausbildung"* sehen, während ältere Schüler, z.B. durch familiäre Verpflichtungen, an das Bestehen der Prüfungen gebunden sind und somit eine höhere intrinsische Motivation haben.

Auffallend ist, dass insbesondere ältere Schüler über 40 Jahren einen Theorie-Praxis-Konflikt attestieren (insg. über zwei Drittel aller Probanden dieser Kohorten). Gleichzeitig haben diese Altersgruppen jedoch die geringsten Ausprägungen bei dem negativen Extrem „gravierender Konflikt", während dies etwa ein Drittel bis ein Viertel aller Probanden der anderen Kohorten angibt. Es lässt sich demnach festhalten, dass die älteren Schüler einerseits kritischer urteilen, auf der anderen Seite jedoch mit extremen Urteilen vorsichtig sind. Ein möglicher Grund hierfür ist, dass ältere Schüler auch geringere positive Aspekte berücksichtigen bzw. generell überlegter abwägen, bevor sie ein Urteil abgeben. Auf der anderen Seite haben junge – wie auch ältere Schüler – Erwartungen an die Ausbildung sowie an beide Lernorte. Wenn diese Erwartungen nicht erfüllt, oder Probleme gar ignoriert werden, zieht dies Komplikationen nach sich, die jüngere Schüler möglicherweise angesichts einer Ermangelung an Erfahrungen oder Selbstbewusstsein nicht bzw. nicht auf Anhieb durch den Einsatz einer geeigneten Strategie oder Handlung kompensieren können (vgl. ebd., 1999, 207).

Etwas widersprüchlich erscheint demgegenüber auf den ersten Blick, dass insbesondere die 21-25-jährigen Schüler die Praxisorientierung seitens der schulischen Ausbildung kritisieren. Die positiven Ausprägungen dieses Teilaspektes steigen mit dem Alter, sodass als Gesamtergebnis festgehalten werden kann, dass die Schüler mit steigendem Alter eine höhere Praxisorientierung im Unterricht erkennen. Zwar erkennen sie einen Konflikt zwischen den theoretischen Lerninhalten und der Pflegepraxis (s.o.), allerdings erkennen die Probanden mit steigendem Alter, dass dies nicht zwingend auf den Unterricht, sondern durchaus auch auf Gegebenheiten in der Praxis zurückzuführen ist. Dies wird durch ein weiteres Teilergebnis, die Zufriedenheit mit der praktischen Ausbildung, bestätigt. Diese sinkt mit steigendem Alter, sodass die o.g. Hypothese plausibel erscheint.

4.3.1.2 Geschlecht

Dass die Implementierung von Lernaufgaben während der praktischen Ausbildungsphasen eine bessere Verknüpfung zwischen den theoretischen und praktischen Ausbildungs-inhalten bietet, bestätigt mit 19,4 % fast jeder fünfte Schüler. Demgegenüber kann jede dritte Schülerin (34,9 %) das theoretische und praktische Wissen durch Lernaufgaben besser miteinander vernetzen.

Tabelle 28: Vorliegen eines Theorie-Praxis-Konfliktes (Geschlecht)

	Nein	Ja, ein geringer	Ja, ein mittelmäßiger	Ja, ein gravierender
Schüler	12,5 %	40,6 %	25 %	21,9 %
Schülerinnen	27 %	22 %	41,1 %	9,9 %

Die befragten Schüler urteilen bei der Frage nach einem Theorie-Praxis-Konflikt insgesamt kritischer (siehe Tabelle 28). Die Schülerinnen sind doppelt so häufig der Ansicht, dass kein Konflikt zwischen den Ansprüchen von Theorie und Praxis bestehe, wie die Schüler (27 % vs. 12,5 %). Zudem sind die männlichen Probanden mit mehr als doppelt so vielen Nennungen deutlich häufiger der Meinung, dass ein gravierender Konflikt bestehe (9,9 % vs. 21,9 %), wohingegen die Schülerinnen gegenüber den Schülern deutlich öfter einen „mittelmäßigen" Konflikt sehen (25 % vs. 41,1 %). Es muss jedoch beachtet werden, dass die beiden negativen Ausprägungen „mittelmäßig" und „gravierend" bei beiden Kohorten etwa der Hälfte der jeweiligen Teilpopulation entsprechen (46,9 % bei den Schülern und 51 % bei den Schülerinnen).

Dass die theoretische Ausbildung hinreichend Praxisorientiert ist, bestätigen 59,9 % der Schülerinnen, jedoch mit 48,5 % nur knapp die Hälfte der Schüler. Auch die Kooperation zwischen den beiden ausbildenden Einrichtungen beurteilen die Schüler deutlich kritischer. Mit 50,1 % ist jeder zweite Schüler der Meinung, dass diese Defizite aufweist, wogegen dies mit 35,9 % nur etwa jede dritte Schülerin angibt.

Die Gesamtzufriedenheit mit der Ausbildung beurteilen die Schüler deutlich negativer als die Schülerinnen. Nur halb so viele Schüler wie Schülerinnen sind mit der Ausbildung „Sehr zufrieden" (9,1 % vs. 17,8 %), wohingegen doppelt so viele Schüler wie Schülerinnen mit der Ausbildung „eher nicht zufrieden" sind (30,3 % vs. 14,1 %).

Als Gesamtergebnis kann festgehalten werden, dass Schülerinnen einen größeren Lernerfolg und weniger Schwierigkeiten mit den Strukturen haben. Dies manifestiert sich vor allem in Bezug auf die Lernaufgaben (die Schülerinnen beurteilen diese fast doppelt so häufig wie Schüler positiv), dem Vorliegen eines Theorie-Praxis-Konfliktes (Schüler nennen häufiger einen Konflikt, während die Schülerinnen signifikant weniger Probleme sehen) und der Gesamtzufriedenheit mit der Ausbildung (Schülerinnen beurteilen diese etwa doppelt so häufig als sehr gut oder gut und sind nur halb so oft unzufrieden oder eher unzufrieden). Wie verschiedene Untersuchungen zeigen konnten (z.B. Arrenberg & Kowalski, 2007), bestehen Unterschiede im Lernverhalten zwischen Schülern und Schülerinnen. So hat sich z.B. gezeigt, dass Frauen eher dazu neigen Inhalte auswendig zu lernen oder bei Textaufgaben freie Antworten bevorzugen, wohingegen Männer vorformulierte oder kurze Antworten präferieren (vgl. ebd., 24).

4.3.1.3 Schulabschluss

Diejenigen Schüler, die über ein (Fach-)Abitur verfügen, sehen Lernaufgaben, die sie innerhalb der praktischen Ausbildungsblöcke bearbeiten sollen, deutlich häufiger als zusätzliche Belastung als Schüler mit einem Haupt- oder Realschulabschluss (28 % vs. 15,8 % und 11,5 %). Sie sind zusätzlich nicht so häufig der Meinung, dass diese bei der Verknüpfung der Lerninhalte helfen (24 % vs. 39,5 % 31,3 %).

Tabelle 29: Vorliegen eines Theorie-Praxis-Konfliktes (Schulabschluss)

	Nein	Ja, ein geringer	Ja, ein mittelmäßiger	Ja, ein gravierender
Hauptschule	34,9 %	20,9 %	34,9 %	9,3 %
Realschule	24,5 %	24,5 %	42,2 %	8,8 %
(Fach-)Abitur	7,7 %	42,3 %	23,1 %	26,9 %
Sonstiger	0 %	0 %	50 %	50 %

Hinsichtlich der Attestierung eines Theorie-Praxis-Konfliktes fällt auf, dass diejenigen Schüler mit einem (Fach-)Abitur deutlich kritischere Abgaben als ihre Mitschüler machen (92,3 % geben an, dass ein solcher Konflikt bestehe). Noch kritischer waren lediglich die beiden Schüler mit einem „sonstigen" Schulabschluss (100 %). Zudem ist jeder vierte Schüler mit (Fach-)Abitur der Ansicht, dass dieser Konflikt „gravierende" Ausmaße habe (26,9 %). Dieser Meinung sind nur knapp jeder zehnte Schüler mit einem Haupt- oder Realschulabschluss (9,3 % und 8,8 %). Dass die theoretische Ausbildung hinreichend praxisorientiert sei, findet mit 51,2 % jeder zweite Schüler, der einen Hauptschulabschluss hat, nicht. Diese Kohorte hat in den einzelnen Gewichtungen „Trifft eher nicht zu" und „Trifft nicht zu" die höchsten Ausprägungen (39,5 % und 11,6 %).

Die Kooperation zwischen den Lernorten kritisieren mit 50 % jeder zweite Schüler der Teilpopulation „Abitur" sowie mehr als vier von zehn Schülern der Kohorte „Hauptschulabschluss" (44,2 %). Die beiden Schüler mit einem „sonstigen" Schulabschluss sind der Ansicht, dass die Kooperationsstrukturen zwischen den Ausbildungseinrichtungen „eher nicht" sehr gut seien.

Etwa jeder dritte Schüler, der ein (Fach-)Abitur als Schulabschluss angibt, ist mit der theoretischen Ausbildung nicht zufrieden (32 %). Bei den Schülern mit einem Haupt- oder Realschulabschluss liegt dieser Wert bei 20,9 % bzw. 22,9 %. Noch drastischer urteilen die Schüler hinsichtlich der praktischen Ausbildung. Ist bei den Schülern der Teilpopulationen „Hauptschule" und „Realschule" jeder vierte bis fünfte Schüler unzufrieden (23,2 % und 20 %), sind es bei den Schülern der Gruppen „(Fach-)Abitur" und „Sonstiger Abschluss" mit 44 % und 100 % fast jeder zweite Schüler bzw. sogar jeder Schüler. Ähnlich sieht es mit der Beurteilung der Gesamtzufriedenheit mit der Ausbildung aus. Auch hier sind die Schüler der Kohorten „(Fach-)Abitur und „Sonstiger Abschluss" mit 33,4 % und 50 % mehr als doppelt so häufig „eher nicht zufrieden" oder gar „unzufrieden" mit der Ausbildung als die Schüler der Teilpopulationen „Haupt-,, und „Realschulabschluss" (16,7 % und 14 %).

Die beiden Schüler mit einem sonstigen Schulabschluss einmal außen vor gelassen, zeigt sich, dass die Schüler mit Abitur den Nutzen von Lernaufgaben eher anzweifeln und sie doppelt so oft als Belastung empfinden als ihre Mitauszubildenden mit einem Haupt- oder Realschulabschluss. Außerdem sind über 90 % von ihnen der Ansicht, dass ein Theorie-Praxis-Transfer bestehe; etwa jeder vierte beschreibt ihn sogar als „gravierend". Diese Ergebnisse überraschen, da man annehmen möchte, dass insbesondere Abiturienten hinsichtlich ihrer Lernbiographie das selbstständige Erarbeiten von Lerninhalten gewöhnt sind. Winter fasst jedoch alle allgemeinbildenden Schulen zusammen: „Die Lernerfahrungen und damit die Lernbiografien der Teilnehmenden basieren fast ausschließlich auf dem in den Regelschulen üblichen Frontalunterricht und begründen damit Lehrerorientierte, rezeptive Lernstrategien der Auszubildenden" (Winter, 2004, zit. nach Winter, 2008, 182). Dass die Schüler erst in der Berufsausbildung mit Selbstorganisiertem Lernen konfrontiert werden, dass der knappen Zeit entsprechend nicht optimal umgesetzt werden kann, ist ergo ein Defizit, dass auf die gesamte bundesdeutsche Bildungsstruktur zurückzuführen ist. Zwar haben Handlungs- und Situationsorientierte Didaktiken ihren Ursprung und Anspruch insbesondere in der Berufsbildung; um die Auszubildenden jedoch optimal auf eine solche Struktur vorzubereiten, müssen entsprechende Lehr- / Lernkonzeptionen und Kompetenzen bereits bei Schülern im Rahmen der allgemeinen Bildung integriert bzw. angebahnt werden.

Weiterhin würde man vermuten, dass insbesondere Schüler mit einem Abitur Theorie und Praxis am ehesten miteinander vernetzen können, ohne dass ein Konflikt entsteht. Auf der anderen Seite sind die Schüler dieser Kohorte möglicherweise kritischer eingestellt als andere, sodass sie das in der Schule gelernte Wissen möglichst korrekt in der Berufspraxis umsetzen wollen, was aus den unterschiedlichsten Gründen jedoch nicht möglich ist (z.B. weil das entsprechende Material fehlt). Diese Situationen sind durchaus geeignet um als *Konflikt* wahrgenommen zu werden; hier stellt sich jedoch die Frage wo jeder Schüler die Grenze zieht. In einer Situation, in der bspw. für einen Lagerungswechsel eines bettlägerigen Bewohners ein speziell geformtes Kissen verwendet werden sollte, welches nicht vorhanden ist, kann ein Schüler z.B. dies als Theorie-Praxis-Konflikt wahrnehmen („In der Schule habe ich es korrekt gelernt, aber in der Praxis kann ich es nicht korrekt umsetzen"), während ein anderer Schüler sich mit einem anderen Kissen behilft und den Positionswechsel ohne weitere *innere Diskussion* durchführt („Pflegen bedeutet improvisieren"). Während der zweite Schüler also diese Situation trotz der Widrigkeiten bewältigt hat, ist der erste Schüler, der alles korrekt machen wollte, in einen Konflikt geraten. Eine mögliche Erklärung hierfür ist, dass die Schüler mit Abitur aufgrund ihrer Lernbiographie ihr erlerntes Wissen exakt umsetzen wollen um Fehler zu vermeiden und möglichst gut zu arbeiten, während die Schüler mit einem Haupt- oder Realschulabschluss pragmatischer denken und die anfallenden Arbeiten erledigen, auch wenn sie dies nicht immer exakt so tun können, wie es in der Schule gelernt wurde.

Dass – insbesondere – die Schüler mit einem Hauptschulabschluss eher *Praktiker* sind, zeigt sich bei der Frage nach der Praxisorientierung im Rahmen der schulischen Ausbildung. Hier weisen die Probanden dieser Kohorte die höchsten negativen Ausprägungen auf; über die Hälfte von ihnen kritisiert diesen Teilaspekt. Dies bestätigt, dass insbesondere die Schüler mit einem Hauptschulabschluss eher an praktischen Tätigkeiten interessiert sind – möglicherweise sogar mit größerem Erfolg als andere Schüler. Die Kehrseite ist jedoch, dass sie die fachlichen theoretischen Hintergründe nicht so sehr interessieren wie ihre Mitschüler. Es liegt nahe, dass die Schüler, die einen *niedrigeren* Schulabschluss haben, eher lernschwach sind und daher nur das nötigste Fachwissen lernen möchten und sich eher als andere praktische Unterrichtsinhalte wünschen. Es zeigt sich jedoch, dass diese Schüler eher mit der theoretischen Ausbildung zufrieden sind, als Schüler mit einem Abitur (79,1 % vs. 68 %). Bezogen auf die Gesamtzufriedenheit ergeben sich noch drastischere Zahlen: Während mit 33,4 % jeder dritte Schüler mit Abitur unzufrieden ist, sind es unter den Schülern mit einem Hauptschulabschluss mit 16,7 % gerade einmal halb so viele.

4.3.1.4 Lehrjahr

Knapp die Hälfte aller Schüler des dritten Lehrjahres (45,5 %) beurteilen die Vorbereitung der Schule auf die Praxis als „weniger gut", wohingegen die Schüler des zweiten Ausbildungsjahres diese nur zu 26,1 % als „weniger gut" und zu 2,5 % als „schlecht" beurteilen. Ebenso bei Lernaufgaben gibt es Differenzen zwischen den Angaben der Schüler beider Ausbildungsjahre. Insgesamt beurteilen die Schüler des dritten Ausbildungsjahres diese deutlich schlechter. Als zusätzliche Belastung sieht jeder fünfte Schüler diese Aufgaben (21,4 % vs. 11,4 %). Dass diese bei der Verzahnung zwischen Theorie und Praxis helfen würden, geben mit 38,1 % etwa doppelt so viele Schüler des zweiten als des dritten Jahrgangs an (19,6 %).

Mit 60 % können die Schüler des zweiten Lehrjahres die Ausbildungsinhalte fast doppelt häufig in der Praxis umsetzen wie die Probanden des dritten Ausbildungsjahres (33,4 %). Daher überrascht es, das mit 50,9 % jeder zweite Schüler des dritten Lehrjahres der Meinung ist, dass die theoretische Ausbildung hinreichend praxisorientiert sei. Gleichzeitig sind 86 % von ihnen der Ansicht, dass die Schule im Rahmen der Ausbildung von Bedingungen ausgehe, die in der Pflegepraxis nicht angetroffen werden.

Mit 44,2 % sind mehr als dreimal so viele Schüler des zweiten Ausbildungsjahres mit der theoretischen Ausbildung „sehr zufrieden" wie Schüler des dritten Lehrjahres (13 %). „Eher zufrieden" sind beide Kohorten etwa gleich häufig (40 % vs. 46,3 %), wobei der Anteil der Schüler des dritten Ausbildungsjahres hinsichtlich der Unzufriedenheit mehr als doppelt so hoch gegenüber denen des zweiten Jahres ist (40,7 % vs. 15,9 %). Diese Unzufriedenheiten machen sich vor allem bzgl. der Gesamtzufriedenheit mit der Ausbildung bemerkbar. Während die Schüler des zweiten Ausbildungsjahres mit 19 % bzw. 68,1 % „sehr" oder „eher" zufrieden sind, geben dies von den Schülern des dritten Jahres nur 9,4 % bzw. 60,4 % an. Demgegenüber ist der Anteil der „unzufriedenen" Schüler des dritten Lehrjahres mit 30,2 % gegenüber 13 % im zweiten Ausbildungsjahr signifikant höher.

Insgesamt zeigt sich, dass die Schüler des dritten Ausbildungsjahres erheblich kritischer urteilen als die Schüler des Mittelkurses. Die naheliegendste Erklärung stellen sicherlich die Abschlussprüfungen dar, die die Schüler in absehbarer Zeit absolvieren werden. Vor diesem Hintergrund ist es möglich, dass sie angesichts der hohen Erwartungen und vielen prüfungsrelevanten Themengebieten feststellen, was sie alles (noch) nicht so gut beherrschen oder wissen wie sie dachten. Dabei muss dies nicht zwangsläufig auf die Schüler zurückzuführen sein; es kann ebenso gut der Fall sein, dass prüfungsrelevante Inhalte bis zu diesem Zeitpunkt der Ausbildung noch nicht oder nicht ausreichend gelehrt wurden. Die Enttäuschung darüber in Form von Kritik an die Schule zu geben kann daher eine Reaktion hierauf darstellen. Auf der anderen Seite muss jedoch bedacht werden, dass die Schüler die Strukturen der Ausbildung und Einrichtungen am Ende der Ausbildung besser beurteilen können. Daher kann eine weitere Erklärung für die Ergebnisse sein, dass die Schüler in den ersten beiden Ausbildungsjahren diese noch nicht so differenziert, kritisch und / oder sachlich beurteilen können (vgl. Biehl, 2013, 95f). Zudem werden komplexe Lernfelder – also vor allem diejenigen, die einen komplexen theoretischen Hintergrund haben und daher schwieriger in die Berufspraxis zu integrieren sind – erst im letzten Drittel der Ausbildung unterrichtet. Vor diesem Hintergrund verwundert es nicht, dass etwa jeder Dritte Schüler des dritten Ausbildungsjahres mit der Ausbildung unzufrieden ist, während mit 87,1 % fast neun von zehn Schülern des zweiten Ausbildungsjahres sehr oder eher zufrieden sind.

4.3.1.5 Form der Ausbildung

Die Vorbereitung auf die Berufspraxis beurteilen diejenigen Schüler, die ihre Ausbildung in Vollzeit absolvieren, besser als diejenigen, die in Teilzeit ausgebildet werden. So beurteilen 13,1 % bzw. 55,6 % der Schüler die Vorbereitung als „sehr gut" oder „gut" (gegenüber 4,8 % und 42,9 %). Außerdem beurteilen 3 Schüler der Teilzeit-Kohorte (14,3 %) die Vorbereitung als „schlecht", wohingegen kein Schüler der Vollzeit-Gruppe dies angibt.

Dass Lernaufgaben zur besseren Verzahnung des Wissens beitragen können, geben mit 44,4 % knapp die Hälfte aller Teilzeit-Schüler an, wohingegen nur etwa jeder dritte Vollzeit-Schüler dies bestätigt (30,9 %). Die Schüler der Teilzeit-Kohorte bescheinigen eher das Vorliegen eines Theorie-Praxis-Konfliktes als diejenigen, die die Ausbildung in Form einer Vollzeit-Ausbildung absolvieren (90 % vs. 74 %), wobei auffällt, dass insbesondere die Teilzeit-Schüler kritischer urteilen. Sie sind zu 45 % und 20 % der Ansicht, dass der auftretende Konflikt „mittelmäßig" bis „gravierend" ist (gegenüber 37 % und 11 %). Sie zweifeln ebenfalls eher an der Praxisorientierung der theoretischen Ausbildung. Zwar sind die Ausprägungen an den beiden Extremen („Trifft zu" und „Trifft nicht zu") nahezu identisch, mit 57,1 % ist jedoch mehr als jeder zweite Schüler der Teilzeit-Kohorte der Auffassung, dass die Praxisorientierung „eher nicht" ausreichend sei (gegenüber 34,2 %). Etwa jeder vierte Schüler beschreibt sie hingegen als „eher" ausreichend (23,8 % vs. 44,5 %).

Die Kooperationsstrukturen werden von den Vollzeit-Schülern deutlich besser beurteilt als von den Teilzeit-Schülern (64,5 % vs. 40 % positive Nennungen). Auffallend ist, dass die beiden negativen Ausprägungen von den Teilzeit-Schülern jeweils etwa doppelt so stark ausgeprägt sind (40 % vs. 26,5 % und 20 % vs. 9 %). Ebenso sind mit 61,9 % fast zwei Drittel aller Teilzeit-Schüler der Auffassung, dass im Rahmen der theoretischen Ausbildung zu sehr von optimalen Bedingungen ausgegangen wird. Bei den Schülern, die ihre Ausbildung in Vollzeit absolvieren, liegt dieser Wert bei 44,5 %.

Die Zufriedenheit mit der theoretischen Ausbildung beurteilen mit 37,3 % mehr als ein Drittel aller Schüler, die ihre Ausbildung in Vollzeit-Form durchführen, als sehr positiv. Weitere 42,5 % bestätigen diese Aussage „eher". Somit sind sie deutlich zufriedener mit ihrer theoretischen Ausbildung als die „Teilzeit-Schüler" (14,3 % und 38,1 %). Entsprechend hoch sind bei letzteren die negativen Ausprägungen: mit insgesamt 47,6 % sind fast die Hälfte aller Probanden dieser Kohorte mit der schulischen Ausbildung unzufrieden. Dementsprechend lesen sich auch die Ergebnisse der Gesamtzufriedenheit. Mit 84,5 % sind deutlich mehr als zwei Drittel aller Schüler der Vollzeit-Kohorte mit ihrer gesamten Ausbildung zufrieden. Demgegenüber stehen 61,9 % der Schüler, die ihre Ausbildung in Form einer Teilzeit-Ausbildung absolvieren. Über ein Drittel von ihnen (38,1 %) sind unzufrieden oder eher unzufrieden mit der Gesamtausbildung.

Als Gesamtergebnis kann festgehalten werden, dass diejenigen Schüler, die eine Teilzeit-Ausbildung absolvieren, unzufriedener sind. Da es keine „Standard-Form" einer Teilzeit-Altenpflegeausbildung gibt, geht der Autor von der am weitesten verbreiteten Form aus: Die Schüler arbeiten in einer Einrichtung und absolvieren ihre theoretische Ausbildung Blockweise in der Schule, wobei während eines „Schulblockes" nur jede zweite Woche Unterricht stattfindet und die Dauer fünf Unterrichtsstunden beträgt. Einige Schüler haben zudem nach der Schule noch einen verkürzten Spätdienst. Die Schulblöcke sind jedoch länger als in einer Vollzeit-Ausbildung. Auf diese Weise kommen sie innerhalb von vier Jahren auf die gleiche Stundenanzahl wie Schüler in einer Vollzeit-Ausbildung, allerdings dauert ein Ausbildungsjahr in dieser Form 16 Monate.

Einerseits stellt eine Teilzeit-Ausbildung somit eine höhere Belastung dar, da der Lernaufwand durch die größeren zeitlichen Abstände der Unterrichte entsprechend höher ist, was durch Ausbildungsangebote wie bspw. ein *Schultagesystem* verhindert werden könnte (vgl. Beckmann & Klaes, 2007, 36ff). Zudem dauert die Ausbildung länger, was zwar den Vorteil hat, dass die Schüler mehr Zeit zum Lernen haben. Gleichzeitig haben sie jedoch nie die Möglichkeit, ihre Konzentration in vollem Umfang auf die theoretische Ausbildung zu richten, da sie in der Folgewoche wieder in der praktischen Einrichtung arbeiten. Daher verwundert es kaum, dass diese Schüler insgesamt unzufriedener sind und sich negativer äußern. Einen zweiten Aspekt stellt die Lerngruppe selbst dar. In der Regel fehlt diesen Schülern die zeitliche Kapazität für eine Vollzeit-Ausbildung (z.B. durch familiäre Verpflichtungen). Mit durchschnittlich 36 Jahren (Median 34 Jahre) ist das Alter dieser Probanden entsprechend höher als das der Schüler, die eine Vollzeit-Ausbildung absolvieren. Zwar macht das Alter selbst hinsichtlich der Lernprozesse nicht zwingend Schwierigkeiten. Es kann jedoch angenommen werden, dass diese Schüler entsprechend lange keinem schulischen oder fachlichen Lernprozess unterworfen waren, sodass sie das Lernen erst wieder erlernen müssen.

4.3.1.6 Art der Einrichtung

Mit 24,1 % sehen Schüler, die ihre Ausbildung bei einem ambulanten Pflegedienst absolvieren, Lernaufgaben doppelt so häufig als Belastung wie Schüler die in einer stationären Einrichtung arbeiten (12,3 %). Die Umsetzung der Ausbildungsinhalte in der Berufspraxis beurteilen die Schüler ambulanter Pflegedienste kritischer. Nur 5 % von ihnen können die vollständige Umsetzung bejahen (gegenüber 15,6 % aller Schüler stationärer Einrichtungen). Noch kritischer sind die entsprechend negativen Ausprägungen. Mit 57,5 % klappt die Umsetzung der in der Schule erlernten Inhalte bei über der Hälfte aller Probanden im ambulanten Bereich nicht (gegenüber 45,2 %). Dennoch sind beide Kohorten zu fast gleichen Teilen der Meinung, dass die Ausbildung hinreichend praxisorientiert sei.

Die Kooperation zwischen Schule und Betrieb wird von fast der Hälfte aller Schüler, die ihre Ausbildung im ambulanten Bereich absolvieren, kritisiert (46,1 %). Die Schüler der stationären Einrichtungen sind hingegen mit 66,4 % zu etwa zwei Dritteln mit der Kooperation zufrieden. Hinsichtlich der Zufriedenheit mit der praktischen Ausbildung gibt es vor allem bei den „unzufriedenen" Schülern kleine Unterschiede. So sind mit 21,6 % knapp doppelt so viele Schüler der stationären Einrichtungen „eher nicht" zufrieden (gegenüber 12,5 %), wohingegen die Probanden der ambulanten Einrichtungen mit 10 % doppelt so oft starke Unzufriedenheiten äußern (gegenüber 4,5 %). Es zeigt sich jedoch, dass die Schüler ambulanter Einrichtungen häufiger „sehr" und „eher nicht" zufrieden mit der Gesamtsituation der Ausbildung sind als Schüler stationärer Einrichtungen (23,1 % und 25,6 % vs. 14,1 % und 14,1 %). Mit 71,1 % sind jedoch mehr als zwei Drittel aller Schüler in stationären Einrichtungen „eher" mit ihrer Ausbildung zufrieden (gegenüber 48,7 %).

Insgesamt lässt sich festhalten, dass vor allem die Schüler, die ihre Ausbildung bei einem ambulanten Pflegedienst absolvieren, eher Schwierigkeiten äußern und unzufriedener sind. Dies kann mit den Strukturen zusammenhängen, die dieser mit sich bringt. Insbesondere die materiellen Ausstattungen, denen die Schüler im ambulanten Bereich begegnen, lassen eine korrekte Durchführung bestimmter pflegerischer Tätigkeiten oft nicht zu. Zusätzlich sind Schüler im stationären Bereich nie alleine; sie haben die Möglichkeit, jederzeit einen Kollegen hinzuziehen zu können, wenn sie Unsicherheiten, Probleme oder Fragen haben. Demgegenüber fahren Schüler im ambulanten Bereich häufig Touren alleine. Zwar können sie über das Telefon jederzeit andere Kollegen oder die Pflegedienstleitung erreichen, eine unmittelbare räumliche Nähe zum nächsten Ansprechpartner bietet jedoch mehr Sicherheit und ermöglicht ggf. ein schnelleres Eingreifen, falls es zu einer Lebensbedrohlichen

Situation kommt. Diese Gefahren werden von Hackmann (2009, 25) klar benannt. Inwieweit Pflegedienste diese jedoch selbst einschätzen bzw. bewerten, kann vor dem Hintergrund des Fachkräftemangels (vgl. ebd., 20) in Korrelation mit den Ergebnissen nur erahnt werden – und das trotz eines Anstiegs der Pflegenden im ambulanten Bereich von 8,1 % gegenüber 2009 (vgl. Statistisches Bundesamt, 2013a, 9)

Eine weitere Schwierigkeit der ambulanten Versorgung ist die Klientel. Insbesondere im Rahmen der ambulanten Versorgung können häufig nicht alle – vor allem behandlungs-pflegerische – Unterrichtsinhalte praktisch gelernt werden. Zwar kann es auch im stationären Bereich vorkommen, dass Bewohner keine entsprechenden Krankheiten haben oder spezielle Versorgungsangebote benötigen. Dies ist jedoch im ambulanten Bereich häufiger der Fall. Wenn dies zutrifft, können theoretisch erlernte Inhalte nicht praktisch umgesetzt und entsprechende Handlungskompetenzen nicht angebahnt werden.

4.3.1.7 Erstausbildung

Schüler, die bereits eine andere Erstausbildung absolviert haben, können die erlernten Ausbildungsinhalte etwas besser in die Berufspraxis transferieren als Erstauszubildende. So geben mit 56,4 % mehr als die Hälfte aller Probanden an, diesen Transfer zu vollziehen (gegenüber 45,7 % der Schüler ohne Erstausbildung).

Die Zufriedenheit mit der praktischen Ausbildung beurteilen beide Kohorten zu etwa gleichen Teilen als positiv und negativ, jedoch lassen sich Differenzen an den Extrempolen erkennen. Mit 28 % sind etwas mehr als ein Viertel der Schüler mit einer Erstausbildung seltener „sehr" zufrieden als Erstauszubildende (39,8 %). Diese sind jedoch mit 8,4 % mehr als doppelt so oft „unzufrieden" als die Schüler mit einer Erstausbildung (3,2 %).

Weitere Differenzen im Antwortverhalten sind zwar vorhanden, diese sind jedoch so gering, dass sich keine validen Aussagen daraus ableiten lassen.

Insgesamt lassen sich kaum Differenzen zwischen Schülern mit und ohne eine Erstausbildung identifizieren. Dass Schüler mit einer Erstausbildung das theoretische Fachwissen besser in die Berufspraxis transferieren können, kann darauf zurückzuführen sein, dass sie bereits eine Ausbildung absolviert haben und sich grundsätzlich auf die verschiedenen Anforderungen einstellen. Gleiches gilt für die Zufriedenheit mit der praktischen Ausbildung. Da sie Situationen im Berufs- und Ausbildungsalltag bereits erlebt haben, haben sie – gegenüber Erstauszubildenden – möglicherweise nicht die Erwartung alle theoretisch erlernten Inhalte und Handlungen in der Praxis exakt umzusetzen und urteilen dementsprechend nicht so häufig sehr gut oder sehr schlecht.

4.3.1.8 Vorerfahrung in der Pflege

Da der Anteil derjenigen Schüler, die vor der Ausbildung einen Zivildienst geleistet haben, mit 3,4 % äußerst gering ist, sind die Angaben der ehemaligen Zivildienstleistenden nicht valide und werden daher nicht berücksichtigt.

Die Schüler ohne pflegerische Vorerfahrungen beurteilen die Vorbereitung auf den praktischen Ausbildungsteil mit 22,2 % am häufigsten als „sehr gut". Die Schüler, die eine „sonstige" Vorerfahrung angaben, beurteilen die Vorbereitung hingegen sehr kritisch (44 % gaben „Weniger gut oder „Schlecht" an). Bei den anderen Kohorten liegt dieser Wert zwischen 27,5 % bis max. 36,9 %).

Lediglich jeder zehnte Schüler, der als Aushilfe gearbeitet oder ein freiwilliges soziales Jahr absolviert hat, gibt an, keinen Theorie-Praxis-Konflikt zu erkennen (9,8 % bzw. 10,5 %). Die Schüler mit keinen oder anderen Vorerfahrungen im pflegerischen Bereich geben dies zu 16,7 % bis zu max. 32,9 % an. Am kritischsten urteilen die Schüler, die ein freiwilliges soziales Jahr absolviert, als Aushilfe gearbeitet oder eine „sonstige" pflegerische Vorerfahrung abgegeben haben (79 %, 63,4 % und 70,8 % beurteilen den auftretenden Konflikt als „mittelmäßig" oder „gravierend").

Auch hinsichtlich der Betreuung durch die Praxisanleitung urteilen die Schüler, die ein FSJ als Vorerfahrung angaben, sehr kritisch. Mit 57,9 % fühlen sich mehr als die Hälfte aller Schüler dieser Kohorte durch ihre Praxisanleitung schlecht oder sehr schlecht betreut. Mit 68,6 % können zwei Drittel der vor der Ausbildung als Altenpflegehelfer aktiv gewesenen Schüler die Ausbildungsinhalte am besten in der Berufspraxis umsetzen. Von den Schülern mit keiner oder einer anderen Vorerfahrung können dies durchschnittlich nur 25,1 %.

Dass die Ausbildung hinreichend praxisorientiert ist, sehen insbesondere diejenigen Schüler mit einer „sonstigen" pflegerischen Vorerfahrung kritisch. Ein Fünftel von ihnen (20 %) ist der Auffassung, dass die Ausbildung nicht ausreichend Praxisbezüge aufweist. Zwar stimmen die Werte hinsichtlich beider negativen Ausprägungen („eher nicht" und

„nicht") kumuliert mit denen der anderen Kohorten weitgehend überein, bei den anderen Probanden-Gruppen liegt die vollständige Verneinung dieser These jedoch zwischen 0 % und 6 %.

Mit insgesamt 27,8 % ist jeder vierte Schüler, der ohne pflegerische Vorerfahrung die Ausbildung begann, mit der theoretischen Ausbildung eher nicht (22,2 %) oder nicht (5,6 %) zufrieden. Unzufriedenheiten mit der praktischen Ausbildung äußern hingegen vor allem die Schüler, die ein FSJ absolviert oder eine sonstige pflegerische Vorerfahrung haben; etwa jeder dritte von ihnen ist mit diesem Teil der Ausbildung am häufigsten eher nicht (26,3 % und 24 %) bzw. nicht (10,5 % und 8 %) zufrieden. Mit der Gesamtausbildung sind am häufigsten die Schüler ohne Vorerfahrungen sowie diejenigen, die als Aushilfen gearbeitet haben, sehr (23,5 % und 19,5 %) oder eher (64,7 % und 70,7 %) zufrieden. Jeder vierte Proband, der ein FSJ absolvierte (26,3 %), ist insgesamt eher nicht mit der Ausbildung zufrieden.

Insgesamt zeigt sich, dass die Schüler, die bereits vor der Ausbildung eine pflegerische Vorerfahrung hatten, kritischer urteilen und unzufriedener sind. Zwar gibt es auch Aspekte, die die Schüler ohne eine Vorerfahrung schlechter beurteilen als sie (z.B. die Zufriedenheit mit der theoretischen Ausbildung). Dies sind jedoch, insgesamt betrachtet, eher Ausnahmen. Auffallend ist zudem, dass die Schüler, die als Aushilfe gearbeitet haben, weniger negative Äußerungen angeben als Schüler mit anderen Vorerfahrungen (FSJ, APH und Sonstige). Diese scheinen also hohe Erwartungen an die Ausbildung zu haben, die dann jedoch nicht oder nur teilweise erfüllt wurden (siehe z.B. Theorie-Praxis-Konflikt, Umsetzung der Ausbildungsinhalte in der Praxis oder Zufriedenheit mit der Ausbildung insgesamt). Denkbar ist auch, dass einige Schüler Vorerfahrungen in einer Einrichtung machten, in der sie jedoch letztendlich nicht ausgebildet werden (z.B. weil die Ausbildungsplätze bereits vergeben waren oder die Schule nicht mit dieser Einrichtung kooperiert). Da in jeder Einrichtung bzw. auf jeder Station andere Gegebenheiten angetroffen werden, die diese Schüler nicht erwartet hatten oder die der praktischen Ausbildung hinderlich gegenüber stehen, kann es zu Frustrationen kommen.

4.3.1.9 Praxismappe

Schüler, deren praktische Ausbildung nicht durch eine seitens der Schule ausgegebene Praxismappe o.ä. strukturiert ist, beurteilen die Vorbereitung auf die Berufspraxis signifikant häufiger als weniger gut (47,4 %) oder schlecht (15,8 %) gegenüber denjenigen

Schülern, die über eine Praxismappe verfügen (30,1 % und 0 %). Auffälligkeiten bzgl. eines Theorie-Praxis-Konfliktes gibt es vor allem bei den extremen Ausprägungen. So beschreiben 5,3 % der Schüler ohne Praxismappe, keinen Konflikt zu erkennen, während mit 26,6 % jeder vierte Schüler mit Praxismappe dieser Meinung ist. Noch deutlicher wird es bei den Ausprägungen eines mittelmäßigen und gravierenden Konfliktes. Hier sind die Schüler ohne Praxismappe deutlich kritischer (42,1 % und 21,1 % vs. 37,7 % und 11 %).

Bei der Umsetzung der Ausbildungsinhalte in die Berufspraxis zeigt sich, dass die Schüler mit Praxismappe die Inhalte deutlich besser in die praktische Arbeit integrieren können (52,5 % vs. 42,1 %). Deutlicher wird es bei der Frage nach der Praxiorientierung der theoretischen Ausbildung. Drei Viertel aller Schüler ohne Praxismappe sind der Ansicht, dass die schulische Ausbildung eher nicht (63,2 %) oder gar nicht (10,5 %) hinreichend Praxiorientiert sei. Dieser Auffassung sind nur 33,5 % bzw. 5,2 % aller Probanden mit Praxismappe. Mit 65,6 % sind etwa zwei Drittel aller Schüler mit Praxismappe der Meinung, dass die Kooperation zwischen den beiden ausbildenden Einrichtungen gut oder eher gut ist; dies bestätigen jedoch lediglich 26,3 % der Schüler ohne Praxismappe.

Tabelle 30: Zufriedenheit mit der Ausbildung der Schüler mit und ohne Praxismappe

		Schüler mit Praxismappe	Schüler ohne Praxismappe
Ich bin mit meiner theoretischen Ausbildung zufrieden.	Trifft zu	36,6 %	15,8 %
	Trifft eher zu	44,4 %	21,1 %
	Trifft eher nicht zu	17 %	47,4 %
	Trifft nicht zu	2 %	15,8 %
Ich bin mit meiner praktischen Ausbildung zufrieden.	Trifft zu	32,3 %	42,1 %
	Trifft eher zu	44,5 %	21,1 %
	Trifft eher nicht zu	18,7 %	21,1 %
	Trifft nicht zu	4,5 %	15,8 %
Gesamtzufriedenheit mit der Ausbildung	Sehr zufrieden	16,2 %	10,5 %
	Eher zufrieden	70,3 %	36,8 %
	Eher nicht zufrieden	13,5 %	42,1 %
	Unzufrieden	0 %	10,5 %

Wie in Tabelle 30 dargestellt, sind die Schüler ohne Praxismappe signifikant unzufriedener mit der Ausbildung als diejenigen Schüler, die zur Strukturierung der praktischen Ausbildung eine von der Schule ausgegebene Praxismappe haben. So sind bspw. mit 63,2 % fast zwei Drittel der Schüler ohne Praxismappe mit der theoretischen Ausbildung nicht oder eher nicht zufrieden (gegenüber 19 % der Schüler mit Praxismappe). Überraschend ist dagegen, dass die Schüler ohne Praxismappe die Zufriedenheit mit der praktischen Ausbildung mit 63,2 % als gut oder eher gut beurteilen. Mit 76,8 % ist jedoch der Anteil der Schüler mit Praxismappe auch hier höher. Bei der Gesamtzufriedenheit mit der Ausbildung ergeben sich jedoch drastische Unterschiede. Über die Hälfte der Schüler ohne Praxismappe (52,6 %) sind mit der Ausbildung insgesamt eher nicht zufrieden (42,1 %) oder unzufrieden (10,5 %). Nur jeder zehnte Schüler dieser Kohorte (10,5 %) ist mit der Ausbildung sehr zufrieden. Dagegen sind mit 13,5 % vergleichsweise wenige Schüler, die über eine Praxismappe verfügen, mit der gesamten Ausbildung eher nicht zufrieden („unzufrieden" ist hingegen keiner dieser Schüler). Der größte Teil der Schüler dieser Teilpopulation (86,5 %) ist mit der Ausbildung insgesamt eher oder sehr zufrieden.

Insgesamt sind also die Schüler, die keine Praxismappe zur Strukturierung der praktischen Ausbildung erhalten haben, signifikant unzufriedener mit der Ausbildung und haben deutlich mehr Schwierigkeiten, das erlernte Wissen in der Berufspraxis umzusetzen (vgl. Bösche, M., Dellbrügge, J., Famulle, G., Hampel, A., Johann, H., Kirkamp, G. B., Prüfer, A. & Vogt, M., 1998, 40f). Die o.g. Zahlen sprechen zwar für sich, sodass an dieser Stelle kaum eine weitere Interpretation der Ergebnisse notwendig erscheint. Dennoch stellt sich die Frage, aus welchen Gründen eine Praxismappe den Theorie-Praxis-Transfer so sehr unterstützen kann. Zwar gibt nur ein vergleichsweise geringer Teil der Schüler an, dass die Praxismappe ein wichtiges und sinnvolles Instrument zur Strukturierung der praktischen Ausbildung sei, wohingegen viele Schüler den Einsatz einer solchen Mappe kritisieren (vgl. 4.2.1). Dennoch scheint der Nutzen, den diese Mappe mit sich bringt, enorm zu sein. Eine mögliche Erklärung hierfür ist, dass ein solches Instrument die Schüler auf beinahe schon banale Art und Weise an die theoretisch unterrichteten Inhalte erinnert (immerhin geben 85,8 % der Schüler an, diese regelmäßig zu aktualisieren). Somit haben diese Schüler regelmäßig eine strukturierte Übersicht zur Hand und vor Augen, in der die Lernziele und anzubahnenden Kompetenzen sowie die Unterrichtsinhalte aufgeführt sind, wodurch die theoretischen Lerninhalte gewissermaßen automatisch in die Praxis geholt werden. Insbesondere wenn zusätzlich die Praxisanleitung die Praxismappe bearbeitet, werden noch nicht durchgeführte Anleitungen und Pflege-situationen hervorgehoben, die in kommenden Praxisanleitungen berücksichtigt werden können. Auf diese Weise kann eine Verzahnung zwischen Theorie und Praxis gezielt und effektiv stattfinden.

4.3.1.10 Zusammenfassung Differenzierungen „Schüler"

Insgesamt wurden einige Teilaspekte identifiziert, die einen positiven bzw. negativen Einfluss auf den Theorie-Praxis-Transfer haben. So fällt jüngeren Schülern das Lernen leichter als älteren, wobei sie häufiger Schwierigkeiten mit Lernaufgaben während der praktischen Einsätze haben. Ältere Schüler sind jedoch kritischer und attestieren bspw. eher einen Theorie-Praxis-Konflikt als jüngere, wobei sie vorsichtig mit extrem guten oder schlechten Bewertungen sind. Außerdem erkennen Schüler mit steigendem Alter eine höhere Praxisorientierung im Rahmen der schulischen Ausbildung und sind insgesamt zufriedener mit der praktischen Ausbildung.

Geschlechtsspezifische Unterschiede ließen sich eindeutig belegen. So haben Schülerinnen einen höheren Lernerfolg und weniger Schwierigkeiten mit den Strukturen, was sich insbesondere auf die Gesamtzufriedenheit auswirkt (Schülerinnen sind etwa doppelt so häufig zufrieden und nur etwa halb so oft unzufrieden). Außerdem benennen Schüler häufiger Konflikte im Rahmen der Ausbildung als Schülerinnen, wie bspw. einen Theorie-Praxis-Konflikt oder die Implementierung von Lernaufgaben.

Es hat sich gezeigt, dass Schüler mit Abitur die Ausbildung häufiger und drastischer kritisieren und Lernaufgaben eher als Belastung sehen. Zudem sind im Vergleich mit den Schülern, die einen Hauptschulabschluss haben, etwa doppelt so viele Schüler mit einem Abitur mit der Gesamtausbildung unzufrieden. Schüler mit einem Hauptschulabschluss fordern zwar mehr Praxisorientierung im Rahmen der theoretischen Ausbildung, sind aber dennoch mit der schulischen Ausbildung zufriedener als Schüler mit Abitur.

Insgesamt sind die Schüler mit steigendem Ausbildungsjahr unzufriedener. Dies kann zum einen auf die bevorstehenden Prüfungen, und somit auf den Stand der Ausbildung zurückzuführen sein. Gleichzeitig stellt sich jedoch die Frage, ob die Schüler nicht mit steigendem Lehrjahr die Strukturen innerhalb der Einrichtungen besser beurteilen können und somit ein differenzierteres Bild von der Gesamtausbildung haben.

Wenn Schüler die Ausbildung in Form einer Teilzeit-Ausbildung absolvieren, haben sie signifikant mehr Schwierigkeiten die Lerninhalte in der Praxis umzusetzen und sind häufiger unzufrieden mit den bestehenden Strukturen sowie der Ausbildung insgesamt. Dies kann vor allem auf die Strukturierung der Ausbildung zurückgeführt werden, da die theoretische Ausbildung immer wieder durch wöchentliche praktische Arbeit unterbrochen wird und Themenkomplexe sich somit über einen längeren Zeitraum verteilen, sodass die Schüler mehr Zeit brauchen um diese abzuschließen.

Schüler, die ihre praktische Ausbildung bei einem ambulanten Pflegedienst absolvieren, haben häufig mehr Probleme, dass gelerntes Wissen in der Praxis umzusetzen und sind insgesamt mit der Ausbildung unzufriedener. Dies lässt sich vor allem durch die im ambulanten Bereich herrschenden Strukturen erklären. Zusätzlich haben Schüler häufig ihre „eigenen" Touren, sodass sie alleine sind und – im Gegensatz zu Schülern im stationären Bereich – nicht die Möglichkeit haben Rückfragen zu stellen oder eine zweite Pflegekraft zu einer Situation hinzuziehen zu können.

Ob Schüler eine Erstausbildung haben oder nicht, hat relativ wenige Auswirkungen auf den Wissenstransfer. Zwar gelingt dieser den Schülern mit einer bereits abgeschlossenen Ausbildung etwas besser, dies ist jedoch angesichts ihrer Biographie zu erwarten. Ebenso überrascht es wenig, dass die Schüler durch den besseren Transfer eine höhere Gesamtzufriedenheit mit der Ausbildung zeigen.

Die höchsten Zufriedenheiten mit der Ausbildungsstrukturierung zeigen diejenigen Schüler, die zu Ausbildungsbeginn entweder keine Vorerfahrung in der Pflege hatten oder bereits als Praktikanten oder Aushilfen arbeiteten. Demgegenüber sind Schüler, die ein freiwilliges soziales Jahr absolvierten, als Altenpflegehelfer arbeiteten oder eine sonstige pflegerische Vorerfahrung angaben, häufiger mit der Ausbildung unzufrieden.

Einen ganz deutlichen Aspekt der Verzahnung der theoretischen und praktischen Ausbildung stellt die von der Schule zur Strukturierung der praktischen Ausbildung ausgegebene Praxismappe dar. Denjenigen Schülern, die keine solche Mappe haben, gelingt der Wissens- und Handlungstransfer deutlich schlechter. Zudem sind sie signifikant unzufriedener mit der Ausbildungsstrukturierung sowie der gesamten Ausbildung. Es konnte gezeigt werden, dass trotz einer recht kritischen Haltung gegenüber der Praxismappe, diese einen deutlichen positiven Einfluss auf die praktische Ausbildung sowie die Umsetzung der Lerninhalte hat.

4.3.2 Differenzierungen Lehrer

Im Folgenden werden die Ergebnisse einiger Teilstichproben dargestellt, um mögliche Einflussgrößen auf den Theorie-Praxis-Transfer zu identifizieren. Hierfür wird das Antwortverhalten bei denjenigen Items untersucht, die einen direkten Rückschluss auf den Wissenstransfer bzw. Kompetenzanbahnungen zulassen. Es handelt sich dabei um folgende Items:

- <u>Anzahl der Praxisbegleitungen pro Schüler und Ausbildungsjahr:</u> Die Relevanz von Praxisbegleitungen zur Unterstützung des Theorie-Praxis-Transfers wird bereits in der Prüfungsordnung hervorgehoben und durch Anmerkungen im Handlungsleitfaden, dass eine enge Zusammenarbeit zwischen Schule und Praxisanleitung anzustreben ist, untermauert (vgl. §2 III AltPflAPrV; MAGS 2006a, 26).

- Eingeschätzter Nutzen der Reflektionstage: Wie Darmann bereits 2004 (201) hervorhob, sind Gespräche zwischen Lehrern und Schülern für die Anbahnung von Reflektionskompetenzen, durch die bereits erworbene oder noch zu erreichende Fähigkeiten, Fertigkeiten und Kenntnisse erfasst werden können, förderlich. Daher ist der Nutzen dieser Austauschmöglichkeiten relevant für die Vernetzung von Theorie und Praxis.

- Schulabschluss der Schüler in Bezug zum Lernerfolg: Es ist anzunehmen, dass die Öffnung der Altenpflegeausbildung für Hauptschulabsolventen bei gleichzeitiger Veränderung der Ausbildungsstrukturen Auswirkungen auf den Lehr- / Lernerfolg der Schüler hat (vgl. Winter, 2008, 177).

- Schnittstellen zwischen Unterricht und Praxis: „Die Kultur im Praxisfeld nimmt entscheidenden Einfluss darauf, was und wie Lernende in der Pflegepraxis lernen" (Bohrer, A., 2013, 85). Je nach Praxiseinrichtungen können ergo mehr oder weniger gemeinsame Schnittstellen ausgemacht werden, was den Transfer von Wissen beeinflussen kann.

- Gegebenheiten in der Praxis in Bezug auf die Umsetzung der Lerninhalte: Andererseits ist die Umsetzung der Lerninhalte in der Praxis nicht ausschließlich an die dort herrschenden Strukturen gebunden, da der „Lerntransfer [...] eine kognitive Handlung [ist], die zum Ziel hat, die Gedächtnisinhalte der Nutzung zuzuführen, statt sie nur zu archivieren" (Marschelke, 2013, 83).

- Austausch mit den Praxisanleitern: Der Austausch zwischen Schule und Praxis-einrichtung wird häufig als unilateral verstanden. Jedoch sind auch die Praxis-anleiter in der Verpflichtung, ihrerseits mit der Schule zu korrespondieren, um die Umsetzung des gelernten Wissens in der Praxis zu unterstützen und den Schüler gezielt anzuleiten (vgl. Kremer & Sloane, 2001, 78; MAGS 2006a, 26).

- Materielle Ausstattung der Schule als Einflussfaktor auf den Lernerfolg: Es wird von den Lehrern ein den aktuellen wissenschaftlichen Erkenntnissen ent-sprechender Unterricht gefordert (vgl. Glissmann, 2009, 69ff). Es ist jedoch anzunehmen, dass auch die materielle Ausstattung der Schule (insb. hinsichtlich der Demo- / Praxisräume bzw. Skills Labs) einem aktuellen technischen Stand entsprechen muss, um entsprechende pflegerische Handlungen auf einem aktuellen Stand einzuüben.

- Vorbereitung auf die Berufspraxis durch fachpraktischen Unterricht: In praktischen Übungen führen Schüler pflegerische Handlungen – zumeist zum ersten Mal –

durch, die jedoch erst durch mehrfache Wiederholungen in der beruflichen Praxis in die psychomotorischen Handlungsmuster übergehen. Daher ist anzunehmen, dass der an der Schule angebotene fachpraktische Unterricht ausreichend ist, um die Schüler angemessen auf die Berufspraxis vorzubereiten (vgl. Bohrer, 2013, 85).

4.3.2.1 Alter

Es ist zu beobachten, dass die Lehrer mit steigendem Alter offensichtlich ein höheres Interesse an der Begleitung der Schüler in der Praxis haben. So zeigt sich, dass die durchschnittliche Anzahl der Besuche für jeden Schüler mit dem Alter der Lehrer steigt. Während die beiden jüngsten Lehrerkohorten ihre Schüler im Schnitt ein- bis zweimal in der Praxiseinrichtung besuchen (100 %), ist zu erkennen, dass die Probanden der beiden nächsten Kohorten zu etwa einem Viertel drei oder mehr Praxisbegleitungen angeben (25 % bzw. 28,6 %). Nach einen Rückgang von drei oder mehr Besuchen pro Schüler und Ausbildungsjahr bei den 51-55-jährigen Lehrern (12,5 %), steigt die Zahl der Besuche jedoch bei den älteren Kollegen wieder an; so besucht mit 33,3 % jeder Dritte 56-60-jährige Lehrer seine Schüler dreimal pro Jahr oder öfter. Den höchsten Anteil haben jedoch die über 60-jährigen Probanden mit 50 %.

Die These, dass Theorie und Praxis nur wenig gemeinsame Schnittstellen haben, bestätigen vor allem die 41- bis 50-jahirgen Lehrer (75 % und 42,9 %). Die Probanden der anderen Kohorten bestätigen dies zwar ebenfalls – mit teilweise bis zu 33,3 % – jedoch verschieben sich die negativen, d.h. ablehnenden Antworten dieser Kohorten auf die Aussage, deutlicher in den Extrembereich (37,5 % und 50 % gegenüber je 0 % bei den 41- bis 50-jährigen Lehrern). Der Aussage, dass der Austausch mit den Praxisanleitungen intensiver sein sollte, stimmen fast alle Probanden voll oder eher zu. Lediglich etwa jeder zehnte der 51-60-jährigen Lehrer stimmt dieser Aussage eher nicht (12,5 %) oder nicht (16,7 %) zu.

Die These, dass die materielle Ausstattung der Schule einen Einfluss auf den Lernerfolg der Schüler hat, verneinen insbesondere die 36- bis 45-jährigen Lehrer vollständig. Auffallend ist zudem, dass die 51- bis 60-jährigen Lehrer diese Aussage an geringsten unterstützen (33,3 % & 37,5 %). Die Beurteilung des fachpraktischen Unterrichts hinsichtlich der Anwendbarkeit in der Berufspraxis beurteilen die meisten Lehrer als gut. Auffallend ist jedoch, dass die 46- bis 50-jährigen sowie die 56- bis 60-jährigen diese Aussage mit nur 28,6 % bzw. 33,3 % zu einem sehr geringen Anteil bestätigen, während die anderen Teilpopulationen sie zu durchschnittlich 70 % bejahen.

Insgesamt zeigt sich, dass die Lehrer mit steigendem Alter mehr Praxisbegleitungen durchführen. Eine Erklärung hierfür kann sein, dass sie mit (vermutlich) längerer Berufserfahrung in der Berufspraxis und / oder der Lehrtätigkeit einen höheren Nutzen hinsichtlich der Praxisbegleitungen erkennen und ihnen somit einen höheren Stellenwert zusprechen. Eine andere Erklärung wäre, dass die jüngeren Lehrer über weniger Unterrichtserfahrung verfügen und somit gezielt häufiger für den theoretischen Unterricht eingesetzt werden. Zudem kann vorausgesetzt werden, dass die älteren Lehrer länger dem Betrieb angehören und somit die Kooperationseinrichtungen sowie die entsprechenden Ansprechpartner in den Einrichtungen besser kennen. Somit könnte die Akquise, die, diesem Ansatz folgend, eher von den älteren Lehrern durchgeführt wird, eine weitere Erklärung für die häufige Präsenz in den Einrichtungen der praktischen Ausbildung sein.

Es ist weiterhin festzustellen, dass die 36-45-jährigen Lehrer auffallend häufiger der Ansicht sind, dass die materielle Ausstattung der Schule keine Auswirkung auf den Lernerfolg der Schüler hat. Dies könnte darauf zurückzuführen sein, dass die Lehrer dieser Kohorte an Schulen arbeiten, deren materielle Ausstattung als *gut* oder *sehr gut* bezeichnet werden kann. Dass sie dementsprechend anders urteilen als Lehrer, die an Schulen arbeiten, deren Ausstattung eher *schlecht* und / oder veraltet ist – wodurch sich negative Konsequenzen hinsichtlich des fachpraktischen Unterrichtes ergeben können – ist anzunehmen. Zusätzlich ist zu bedenken, dass die Lehrer mit 36 bis 45 Jahren, gemessen an der Gesamtkohorte aller Lehrer, verhältnismäßig jung sind, und somit wahrscheinlich seit dem Bestehen ihrer pädagogischen Qualifikation an wenigen oder gar nur einem Fachseminar für Altenpflege angestellt waren, wodurch sie nur wenige oder keine Vergleichsmöglichkeiten haben, wie und mit welchen Mitteln fachpraktischer Unterricht an anderen, möglicherweise *schlechter* ausgestatteten Schulen, stattfindet.

4.3.2.2 Geschlecht

Hinsichtlich der Praxisbegleitungen besteht ein gravierender Unterschied zwischen Lehrerinnen und Lehrern. Zwar führen beide zu etwa gleichen Anteilen eine Praxisbegleitung pro Schüler und Ausbildungsjahr durch (42,9 % vs. 50 %). Während die Lehrer jedoch in keinem Fall angeben, zwei Begleitbesuche durchzuführen, ist es bei den Kolleginnen mit 42,9 % jedoch jede dritte. Dementsprechend sind die Verteilungen bei der Angabe von drei oder mehr Praxisbegleitungen: Während der Anteil der Lehrerinnen hier mit 14,3 % entsprechend gering ist, gibt dies jeder zweite befragte männliche Proband an (50 %). Dass der Schulabschluss über den Lernerfolg der Schüler bestimmt, geben mehr

Lehrer als Lehrerinnen an (83,3 % vs. 64,3 %). Noch deutlicher gehen die Meinungen bei der Frage nach den Schnittstellen von Theorie und Praxis auseinander. Hier geben mit 66,7 % zwei Drittel der männlichen Probanden an, dass diese nur wenige gemeinsame Schnittstellen hätten. Diese Meinung teilt hingegen nur jede fünfte Probandin (22,2 %).

Ähnlich kontrovers sind die Ergebnisse bei der These, dass die materielle Ausstattung der Schule einen Einfluss auf den Lernerfolg der Schüler habe. Dies nämlich bestätigen zwei Drittel der Lehrer voll (16,7 %) oder eher (50 %). Jeweils 16,7 % von ihnen geben an, diese These nicht oder eher nicht zu bestätigen. Die Lehrerinnen hingegeben bestätigen diese These nur zu einem Drittel voll (10,7 %) oder eher (25 %), während der größere Teil von ihnen diese vollständig (7,1 %) oder eher ablehnt (57,1 %). Dass der in der Schule angebotene fachpraktische Unterricht ausreichend sei, um die Schüler auf die Berufspraxis vorzubereiten, sehen beide Teilpopulationen ähnlich. Es ist jedoch auffallend, dass die Lehrer diese Aussage zur Hälfte eher bestätigen (50 %), während jede fünfte Lehrerin diese vollständig bestätigt (21,4 %). Ein Drittel aller befragten Lehrerinnen bestätigt diese Aussage eher (35,7 %).

Insgesamt kann festgehalten werden, dass zwar, z.T. sehr deutliche Unterschiede im Antwortverhalten von Lehrern und Lehrerinnen bestehen. Diese können jedoch nur sehr schwer interpretiert werden, da es an evidenten Ergebnissen mangelt und zudem die eigene Stichprobe zu gering ist, um Vergleiche zu anderen Untersuchungen ziehen zu können. Zwar bestehen einige Unterschiede zwischen diesen beiden Teilpopulationen, wie sich in weiteren bivariaten Vergleichen zeigt. Diese sind jedoch zumeist sehr gering. So sind etwa nahezu gleich viele Lehrer wie auch Lehrerinnen als Hauptamtliche Lehrkräfte (83,3 % vs. 78,6 %) wie auch als SchulleiterInnen (16,7 % vs. 17,9 %) tätig. Des Weiteren haben etwa gleich viele Lehrer wie Lehrerinnen eine pädagogische Weiterbildung (33,4 % vs. 40,7 %) wie auch einen akademischen Abschluss[7] (66,6 % vs. 59,3 %). Unterschiede, wenn auch zumeist geringe, gibt es jedoch bei drei Variablen: Einerseits sind die Lehrer im Schnitt etwas jünger (zwei Drittel von ihnen [33,4 %] sind bis 50 Jahre alt [vs. 48,1 % der Lehrerinnen]), haben aber durchschnittlich eine längere Berufserfahrung (mit 66,7 % haben zwei Drittel der Lehrer eine mindestens zehn- bis über fünfzehnjährige Erfahrung als Lehrer [vs. 53,6 % der Lehrerinnen]). Darüber hinaus haben die männlichen Lehrer höhere Stellenanteile (83,3 % der befragten Lehrer haben eine 100 %-stelle, gegenüber

---

[7] Die Angabe „Sonstige pädagogische Qualifikation" wurde hier zu den akademischen Abschlüssen hinzugerechnet, da die meisten dieser Probanden einen akademischen Abschluss als „sonstigen" angaben.

63 % der befragten Lehrerinnen). Diese Unterschiede sind jedoch zu gering, um plausible Interpretationen der Ergebnisse daraus abzuleiten.

4.3.2.3 Grundausbildung

Die Anzahl der Praxisbegleitungen pro Jahr unterscheidet sich z.T. gravierend hinsichtlich der Grundausbildung der Lehrer. So besuchen 60 % der gelernten (Gesundheits- und) Krankenpfleger ihre Schüler einmal jährlich, wohingegen die Anzahl der Lehrer mit einer Altenpflege- oder einer sonstigen Ausbildung hier deutlich niedriger liegt (22,2 % bzw. 25 %). Diese beiden Teilpopulationen besuchen ihre Schüler dementsprechend häufiger zweimal pro Ausbildungsjahr (55,6 % bzw. 75 %). Drei oder mehr Praxisbegleitungen pro Jahr führen nur jeder vierte bis fünfte Lehrer mit einer Altenpflege- oder (Gesundheits- und) Krankenpflegeausbildung durch (22,2 % bzw. 25 %). Dass der Schulabschluss der Schüler entscheidend für den Ausbildungserfolg ist, bejahen vor allem die Lehrer, die eine Altenpflege- oder (Gesundheits- und) Krankenpflege-ausbildung haben (66,6 % bzw. 70 %). Von ihnen sind dementsprechend etwa ein Drittel der Meinung, dass diese These nicht oder eher nicht zutrifft (33,3 % bzw. 30 %). Demgegenüber sind die Lehrer mit einer sonstigen Ausbildung mit ihrem Urteil eher vorsichtig; die geben zu je 50 % an, dass diese Aussage eher oder eher nicht zutrifft, ohne die beiden Extremantwortmöglichkeiten, „trifft nicht" und „trifft voll zu" anzugeben.

Die Antworten auf die Frage nach der Abhängigkeit zwischen der materiellen Ausstattung der Schule und dem Lernerfolg der Schüler, fallen, je nach Teilpopulation, unterschiedlich aus. So sind ein Drittel der gelernten Altenpfleger der Ansicht, dass hier voll (11,1 %) oder eher (22,2 %) ein Zusammenhang besteht, während die anderen zwei Drittel diesen nicht (22,2 %) oder eher nicht (44,4 %) attestieren. Anders die gelernten (Gesundheits- und) Krankenpfleger; diese sind zu 55 % der Ansicht, dass ein Zusammenhang besteht, während die übrigen 45 % diesen eher nicht sehen. Die Lehrer mit einer sonstigen Ausbildung geben an, dass ein Zusammenhang zwischen der Ausstattung der Schule und dem Lernerfolg der Schüler eher nicht (75 %) bzw. gar nicht (25 %) besteht.

Dass etwas mehr als jeder zweite Lehrer, der gelernter (Gesundheits- und) Krankenpfleger ist, einen Zusammenhang zwischen der materiellen Ausstattung der Schule und dem Lernerfolg der Schüler attestiert, kann mit der Grundausbildung zusammenhängen. Da in der Krankenpflegeausbildung wesentlich mehr Behandlungspflegerische Tätigkeiten implementiert sind, müssen die Schüler entsprechend häufiger Übungen durchführen, die durchaus länger, komplexer und facettenreicher sind. Der fachpraktische Unterricht hat somit einen weitaus höheren Stellenwert, womit ein höherer Zusammenhang zum allgemeinen Lernerfolg verbunden werden kann.

4.3.2.4 Dauer der Tätigkeit in der Pflege

Es ist eine Tendenz zu erkennen, dass die Lehrer mit steigender Erfahrung in der praktischen Arbeit eher dazu neigen, mehr Praxisbegleitungen pro Schüler und Ausbildungsjahr durchzuführen. Zwar sinkt die Anzahl derjenigen Lehrer, die angeben zwei Besuche pro Jahr durchzuführen, zunächst mit steigender Dauer der Berufstätigkeit in der Pflege von 66,7 % bei denen mit einer Berufserfahrung von unter fünf Jahren auf 14,3 % bei denjenigen mit einer Berufserfahrung von über 15 Jahren. Es zeigt sich jedoch, dass der Anteil der Lehrer, die drei oder mehr Praxisbesuche pro Jahr durchführen, mit steigender Dauer der Erfahrung in der Pflege steigt. So steigt der Anteil von den Lehrern, die unter fünf Jahren, fünf bis zehn Jahre, zehn bis fünfzehn Jahre und über 15 Jahre in der Pflege aktiv waren, von 0 % über 22,2 % auf 33,3 % und fällt wieder leicht auf 28,6 %.

Die Beurteilung des Nutzens von Reflektionstagen ist zwar durchgehend sehr gut bis gut, es ist jedoch festzustellen, dass die Lehrer mit steigender Erfahrung in der Berufspraxis diesen kritischer beurteilen. Während mit 60 % derjenigen Lehrer, die bis zu fünf Jahre in der Pflege aktiv waren, noch mehr als jeder zweite den Nutzen als sehr gut beschreibt, sinkt dieser Wert kontinuierlich auf 20 % bei den Lehrern mit über 15-jähriger Erfahrung in der Praxis. Gravierende Unterschiede gibt es auch hinsichtlich der Beurteilung der These, dass der Schulabschluss der Schüler den Lernerfolg in der Ausbildung beeinflusst. Hier steigt die Zustimmung dieser Aussage schrittweise mit steigender Pflegeerfahrung der Probanden von 16,7 % bei den Lehrern mit bis zu 5-jähriger Erfahrung, die dieser These jedoch nur eher zustimmen, auf 85,7 % bei den Lehrern mit über 15-jähriger Pflegeerfahrung, die dieser Aussage voll oder eher zustimmen.

Dass Pflegetheorie und -praxis nur wenige gemeinsame Schnittstellen haben, bestätigen vor allem Lehrer mit fünf- bis zehnjähriger sowie mit zehn- bis fünfzehnjähriger Berufserfahrung in der Pflege (55,5 % und 33,3 %). Die anderen Probanden teilen diese Ansicht nur zu je 16,7 %. Hier ist jedoch zu beachten, dass wieder die Lehrer mit über 15-jähriger Pflegeerfahrung vorsichtiger urteilen und die Negierung dieser These am häufigsten „eher" als „voll" angaben (66,6 % vs. 22,2 & und 33,3 %). Dies ist auch bei der nächsten These, dass die Gegebenheiten in der Praxis kaum eine Umsetzung der

Lerninhalte erlaubt, der Fall. Hier waren die Lehrer mit über 15-jähriger Erfahrung die einzigen, die dieser Aussage ausschließlich mit „Trifft eher zu" (71,4 %) oder „Trifft eher nicht zu" (28,6 %) beantworten.

Während ein Drittel aller Probanden der Teilpopulation mit bis zu fünfjähriger Pflegeerfahrung der Ansicht sind, dass kein intensiverer Austausch mit den Praxisanleitern stattfinden müsse (33,4 %), sind sich die Probanden aller anderen Kohorten vollständig darüber einig, dass dies der Fall sein sollte. Einen genauen Zusammenhang bei der Frage, ob die materielle Ausstattung der Schule eine Auswirkung auf den Lernerfolg der Schüler hat, lässt sich nicht erkennen. Es zeigt sich jedoch, dass diejenigen Lehrer, die zwischen fünf und zehn Jahren sowie über 15 Jahre Praxiserfahrung haben, dieser Aussage am häufigsten zustimmen (66,6 % und 53,2 % vs. 16,7 % und 33,3 %). Bei der These, dass der angebotene Unterricht die Schüler angemessen auf die Berufspraxis vorbereitet, sind die Probanden jedoch mit steigender Dauer der Berufserfahrung in der Praxis kritischer. Während mit 83,3 % der Lehrer mit unter fünfjähriger Berufserfahrung davon überzeugt sind, dass diese These stimmt, sind es von denjenigen Lehrern mit fünf- bis zehnjähriger Pflegeerfahrung nur noch 66,6 %. Dieser Trend setzt sich weiter fort, sodass die Lehrer mit zehn- bis fünfzehnjähriger Erfahrung in der Praxis dieser These nur noch zu 33,3 % zustimmen. Mit 28,6 % ist die Kohorte der Lehrer mit über 15-jähriger Berufserfahrung bei der Zustimmung jedoch am kritischsten.

Als Gesamtergebnis kann zunächst festgehalten werden, dass die Lehrer mit steigender Dauer der Berufserfahrung in der Pflegepraxis differenziertere und weniger kritische Urteile abgeben. Zusätzlich führen sie, je länger sie in der Pflegepraxis arbeiteten, mehr Praxisbegleitungen durch. Durch die Länge der Tätigkeit in der Praxis haben sie wahrscheinlich auch entsprechend viele Pflegeschüler verschiedener Schulen begleitet, sodass sie bezüglich der Begleitung durch Lehrer im Rahmen der praktischen Ausbildung positive wie auch negative Erfahrungen gemacht haben und somit den Nutzen einer pädagogisch fundierten Begleitung entsprechend hoch einschätzen.

Dass die Lehrer, je länger sie in der Praxis arbeiten, die theoretische Ausbildung als nicht hinreichend auf die Pflegepraxis vorbereitend ansehen, kann eben damit zusammenhängen. Als langjährig Pflegende haben sie, so kann unterstellt werden, viele Inhalte aus ihrer eigenen theoretischen Ausbildung als nicht praxisrelevant beurteilt bzw. diese nicht im Rahmen der täglichen Pflege einsetzen können. Daher denken sie möglicherweise, gemäß ihrer eigenen Biographie, eher *praktisch* als (Pflege-)theoretisch und beurteilen somit die angebotene Ausbildung als nicht hinreichend praxisorientiert.

4.3.2.5 Pädagogische Qualifikation

Es zeigt sich, dass diejenigen Lehrer, die eine pädagogische Weiterbildung absolviert haben, die Schüler am häufigsten ein- oder zweimal pro Ausbildungsjahr in den praktischen Einrichtungen besuchen (52,2 % und 38,6 %), während die Lehrer mit einem pflegepädagogischen Studium die Schüler einmal bzw. drei oder mehr mal pro Jahr besuchen (je 50 %). Bei den Lehrern mit einer sonstigen pädagogischen Ausbildung verteilen sich die Antworten der Probanden auf einen (33,3 %), zwei (58,3 %) sowie auf drei und mehr Praxisbesuche pro Schüler und Ausbildungsjahr (8,3 %).

Der These, dass Theorie und Praxis nur wenige gemeinsame Schnittstellen haben, stimmen insbesondere die Lehrer mit einer akademischen Qualifikation voll oder eher zu (50 %). Die Lehrkräfte mit einer Weiterbildung bzw. einer sonstigen pädagogischen Qualifikation stimmen dieser Aussage hingegen nur mit 13,6 % bzw. 18,2 % voll oder eher zu. Die Ergebnisse der Aussage, dass die Gegebenheiten in der Praxis kaum eine Umsetzung der Lerninhalte erlauben, widersprechen den o.g. Ergebnissen jedoch zum Teil. Zwar bestätigen drei Viertel der Lehrer mit einem pflegepädagogischen Studium diese Aussage voll oder eher (75 %); über zwei Drittel der Lehrer mit einer berufspädagogischen Weiterbildung gaben jedoch ebenfalls an, dass diese These voll oder eher zutreffen würde (70,5 %). Von den Probanden mit einer sonstigen pädagogischen Weiterbildung bestätigt jeder diese Aussage voll (25 %) oder eher (75 %).

Dass die materielle Ausstattung der Schule einen Einfluss auf den Lernerfolg der Schüler habe, bestätigen insbesondere die Lehrer mit einer sonstigen pädagogischen Qualifikation nicht (83,3 %). Diese Auffassung teilen die beiden anderen Kohorten mit durchschnittlich 32,4 % nicht. Eine ausreichende Vorbereitung auf die Berufspraxis durch den angebotenen Unterricht bestätigen somit vor allem die Lehrer mit einer sonstigen Qualifikation (91,7 %). Deutlich kritischer sind hingegen die weitergebildeten Lehrer, die diese Aussage nur zu 47,8 % bestätigen. Den geringsten Zusammenhang sehen somit die akademisch qualifizierten Lehrer; von ihnen bestätigt nur jeder achte (12,5 %) diese Aussage.

Als Gesamtergebnis kann festgehalten werden, dass die Lehrer mit einem berufspädagogischen Studium die Schüler häufiger im Rahmen von Praxisbegleitungen besuchen als weitergebildete Lehrer für Pflegeberufe. Eine mögliche Erklärung hierfür ist, dass diese Probanden durch ihre (fundiertere) pädagogische Ausbildung die Relevanz von Praxisbegleitungen höher einschätzen und sich daher mehr Zeit für die Besuche der Schüler nehmen. Der länger andauernden und dementsprechenden vertieften pädagogischen Qualifikation in Kombination mit einer stärkeren Wissenschafts-orientierung im Rahmen eines Studiums kann es ebenfalls angerechnet werden, dass die entsprechenden Probanden eher einen Zusammenhang zwischen der materiellen Ausstattung der Schule und dem Lernerfolg der Schüler zuschreiben, da ihre didaktische und methodische Qualifikation fundierter ist (vgl. Reiber, 2011, 27).

4.3.2.6 Dauer der Tätigkeit als Lehrer

Je länger die Lehrer in der Pflegeausbildung tätig waren, desto mehr Praxisbegleitungen pro Schüler und Ausbildungsjahr führen sie durch, wie in Tabelle 31 dargestellt.

Tabelle 31: Anzahl der Praxisbegleitungen pro Schüler und Jahr in Abhängigkeit der Dauer der Tätigkeit als Lehrer

Arbeit als Lehrer	Eine Praxisbegleitung	Zwei Praxisbegleitungen	Drei oder mehr Praxisbegleitungen
Bis 5 Jahre	62,5 %	25 %	12,5 %
5-10 Jahre	42,9 %	42,9 %	14,3 %
10-15 Jahre	40 %	40 %	20 %
Über 15 Jahre	35,7 %	35,7 %	28,6 %

Somit zeigt sich, dass insbesondere zwei Variablen dies bestätigen. Einerseits sinkt der Anteil derjenigen Lehrer, die pro Schüler und Jahr eine Praxisbegleitung durchführen, mit steigender Tätigkeitsdauer auf fast die Hälfte (62,5 % vs. 35,7 %). Andererseits steigt der Wert der Lehrer, die drei oder mehr Praxisbegleitungen bei jedem Schüler durchführen, mit steigender Berufserfahrung auf mehr als das doppelte (12,5 % vs. 28,6 %).

Den Nutzen von Reflektionstagen beurteilen zwar alle befragten Lehrer als gut. Die Teilpopulation der Lehrer mit der längsten Berufserfahrung beurteilt diesen jedoch mit 54,5 % signifikant häufiger als „sehr gut" als alle anderen, die diesen durchschnittlich zu 17,8 % als „sehr gut" bezeichnen. Während etwa jeder vierte Lehrer (28,6 %) mit bis zu zehn Jahren Berufserfahrung der Ansicht ist, dass Theorie und Praxis nur wenige gemeinsame Schnittstellen haben, sind mehr als doppelt so viele Lehrer mit einer zehn- bis fünfzehnjährigen Erfahrung dieser Ansicht (60 %). Diese Meinung teilt etwa jeder fünfte

Lehrer mit über 15-jähriger Lehrtätigkeit (21,4 %). Die These, dass die Gegebenheiten in der Praxis kaum eine Umsetzung aller Lerninhalte erlaubt, bejahen alle Probanden mit einer fünf- bis fünfzehnjährigen Berufstätigkeit. Etwas zurückhaltender urteilen die Lehrer, die seit mehr als 15 Jahren ihrem Beruf nachgehen (88,2 %). 62,5 % aller Berufseinsteiger mit unter fünf Jahren Berufserfahrung geben an, dass diese Aussage eher zutreffe.

Dass die Ausstattung der Schule einen Einfluss auf den Lernerfolg der Schüler hat, negieren insbesondere die Lehrer mit fünf- bis zehnjähriger Berufserfahrung (14,3 %). Das Antwortverhalten aller anderen Probandenkohorten ist weitgehend gleich und entspricht einer Zustimmung dieser Aussage von durchschnittlich 51 %. Während etwa zwei Drittel aller Lehrer mit unter fünfjähriger sowie fünf- bis zehnjähriger Berufserfahrung der Ansicht sind, dass der angebotene Unterricht die Schüler angemessen auf die Berufspraxis vorbereitet (62,5 % und 71,4 %), sehen die Kollegen mit längerer Berufserfahrung kritischer. Von ihnen sind durchschnittlich nur 45 % der Ansicht, dass diese Aussage voll oder eher zutrifft.

Als Gesamtergebnis kann zunächst festgehalten werden, dass die Anzahl der durchgeführten Praxisbegleitungen mit der Dauer der Lehrtätigkeit steigt. Wie in Kapitel 4.3.2.1 bereits angemerkt, ist anzunehmen, dass die Lehrer mit steigendem Alter – hier: mit steigender Dauer der Lehrtätigkeit – entsprechend länger dem Betrieb angehören und somit die Kooperation mit den Einrichtungen der praktischen Ausbildung unterstützen und mehr Akquise betreiben. Außerdem muss bedacht werden, dass Berufseinsteiger, also die Lehrer mit wenig Unterrichtserfahrung, diese möglicherweise zunächst ausbauen, da dies den Kern der pflegepädagogischen Tätigkeit darstellt.

Ferner ist festzuhalten, dass insbesondere die Lehrer mit weniger als fünf bzw. zwischen fünf und zehn Jahren Berufserfahrung eher der Ansicht sind, dass der angebotene Unterricht die Schüler angemessen auf die praktische Tätigkeit vorbereitet bzw. die Umsetzung der gelernten Unterrichtsinhalte wenig Schwierigkeiten bereitet. Auch hier sei auf die – verhältnismäßig – geringe Erfahrung verwiesen, da den Berufsanfängern unterstellt werden kann, dass diese mit entsprechend hoher Motivation und ebensolchen Ansprüchen in ihren Beruf gehen, während die Kollegen mit entsprechend längerer Berufstätigkeit andere Erfahrungen machten.

4.3.2.7 Stellenanteil

Die Lehrer mit dem geringsten Stellenanteil führen erwartungsgemäß die wenigsten Praxisbegleitungen durch (40 % von ihnen eine und 60 % zwei Begleitungen pro Schüler und Jahr). Auffallend ist jedoch, dass Lehrer mit einem 60-80-prozentigen Stellenanteil in keinem Fall nur eine Praxisbegleitung, dafür aber zu zwei Dritteln zwei Begleitbesuche pro Schüler durchführen (66,7 %). Das restliche Drittel der Lehrer dieser Kohorte gibt an, drei oder mehr Besuche pro Schüler durchzuführen. Demgegenüber führt ein Großteil der Lehrer mit einer 100 %-Stelle eine Praxisbegleitung pro Schüler durch (59,1 %). Jeder fünfte gibt zudem an, zwei bzw. drei oder mehr Besuche durchzuführen (18,2 % bzw. 22,7 %).

Zwar beurteilen alle Lehrer den Nutzen von Reflektionstagen als gut, es gibt jedoch Unterschiede in den Ausprägungsgraden. Während die Lehrer mit dem geringsten Stellenanteil diese zu 100 % als „eher gut" beschreiben, war es bei den Lehrern mit einer 60-80 %-Stelle genau umgekehrt; sie beurteilen diesen durchgehend als „sehr gut" (100 %). Die Lehrer mit einer Vollzeit-Stelle sind zu einem Drittel (33,3 %) der Auffassung, dass die Reflektionstage einen sehr guten Nutzen hätten, während zwei Drittel diesen als „eher gut" beschreiben (66,7 %). Dass der theoretische Unterricht und die praktische Ausbildung nur wenig gemeinsame Schnittstellen haben, urteilen vor allem Lehrer mit 35-50-prozentigen Stellenanteilen (50 %), während deren Kollegen mit einem Stellenanteil 60-80 % bzw. 90-100 % dies zu einem wesentlich geringeren Anteil so sehen (16,7 % bzw. 27,2 %). Darin, dass die Gegebenheiten in der Praxis kaum eine Umsetzung der theoretischen Lerninhalte erlauben, sind sich jedoch die Probanden aller Kohorten einig. Insbesondere die Lehrer mit den höchsten und niedrigsten Stellenanteilen bestätigen dies zu 86,4 % bzw. 80 %. Auch der These, dass der Austausch mit den Praxisanleitern intensiver sein sollte, stimmen vor allem die Lehrer mit den höchsten und geringsten Stellenanteilen zu jeweils 100 % zu. Lediglich die Lehrkräfte, die für 60-80 % einen Teilzeit-Arbeitsvertrag haben, stimmen dieser These zu zwei Dritteln (66,7 %) zu.

Dass die materielle Ausstattung der Schule einen Einfluss auf den Lernerfolg der Schüler habe, bestätigt jeder zweite Lehrer mit einer 100 %-Stelle (54,5 %), wohingegen nur etwa jeder fünfte Proband der anderen beiden Gruppen dies angibt (18,4 %).

Zunächst bleibt festzuhalten, dass die Anzahl der Praxisbegleitungen zusammen mit dem Stellenanteil sinkt, was aufgrund der geringeren Arbeitszeit dieser Lehrer nicht weiter überraschend ist. Jedoch geben diese Probanden signifikant häufiger an, dass Theorie und

Praxis nur wenige gemeinsame Schnittstellen hätten. Es ist denkbar, dass diese Probanden aufgrund der geringeren Arbeitszeit einen geringern Austausch mit den praktischen Einrichtungen bzw. weniger Einrichtungen haben (was sich mit dem o.g. Teilergebnis deckt). Daher kann vermutet werden, dass diese Lehrer sich vornehmlich auf den theoretischen Unterricht konzentrieren und ergo weniger mit der Umsetzung in den Einrichtungen der praktischen Ausbildung konfrontiert werden.

Ein weiteres Teilergebnis war, dass die Lehrer mit einer Vollzeit-Stelle häufiger der Ansicht sind, dass die materielle Ausstattung der Schule einen Einfluss auf den Lernerfolg der Schüler hat. Durch den höheren Anteil dieser Lehrer im Rahmen des Unterrichts kann daher vermutet werden, dass diese mehr auf die materielle Ausstattung der Schule angewiesen sind bzw. diese vermehrt einsetzen. Darüber hinaus haben sie einen intensiveren Kontakt mit den Schülern während der praktischen Ausbildung, wodurch sie eher in der Lage sind, zu beurteilen, ob mit welchem Erfolg die Schüler die unterrichteten und gelernten Inhalte umsetzen können.

4.3.2.8 Zusammenfassung Differenzierungen „Lehrer"

Insgesamt konnten einige Faktoren identifiziert werden, die Einfluss auf das Gelingen des Theorie-Praxis-Transfers haben. So hat sich bspw. gezeigt, dass die Lehrer mit steigendem Alter mehr Praxisbegleitungen durchführen, was zweifelsohne positiv für das Gelingen eines Wissens- und Handlungstransfers der Schüler ist, da diese vor Ort (in der Praxis) Rückmeldungen über die Umsetzung des Gelernten bekommen und zusätzlich in ihrer Reflektionskompetenz gefordert und gefördert werden. Allerdings könnte hier in Zukunft ein Konflikt entstehen, da viele Lehrer aufgrund ihres Alters berentet (vgl. 4.2.2), gleichzeitig aber mehrere Hunderttausend Pflegende benötigt werden (vgl. Dribusch, 2012). Diese entsprechend qualifiziert auszubilden ist jedoch nur möglich wenn in den nächsten Jahren und Jahrzehnten entsprechend viele Pflegepädagogen ausgebildet werden.

Lehrer führen, den erhobenen Daten zufolge, mehr Praxisbegleitungen durch als Lehrerinnen, während die weiblichen Probanden deutlich mehr Schnittstellen zwischen theoretischer und praktischer Ausbildung erkennen, was durchaus Auswirkungen auf die Unterrichtsgestaltung – und somit den Lernerfolg der Schüler – haben kann.

Die Grundausbildung der Lehrer ist generell geeignet einen Einfluss auf die Gestaltung des fachpraktischen Unterrichts zu haben. Es ist jedoch zu bedenken, dass dieser auch entsprechend umgesetzt werden und den Thematiken der Altenpflege entsprechen muss, um gezielt Auswirkungen auf den Lernerfolg der Schüler zu haben.

Je länger Lehrer aktiv in der Praxis gearbeitet haben, desto mehr Praxisbegleitungen führen sie durch, was insbesondere auf die Beurteilung der praktischen Leistungen der Schüler positive Auswirkungen hat. Allerdings tendieren sie dazu, die theoretische Ausbildung als nicht hineichend für die pflegerische Praxis qualifizierend zu beurteilen. Lehrer, die ein berufspädagogisches Studium absolviert haben, führen gegenüber Lehrern, die eine Weiterbildung abgeschlossen haben, mehr Praxisbegleitungen durch und erkennen eher einen Zusammenhang zwischen der Ausstattung der Lehr- / Lernmedien und dem Lernerfolg der Schüler. Wie oben bereits kurz angesprochen, wird der Bedarf an Pflegepädagogen in Zukunft steigen, sodass beide Formen der Qualifizierung – das Studium und die Weiterbildung – einen höheren Stellenwert einnehmen werden.

Je länger die Lehrer in ihrem Beruf tätig sind, desto mehr Praxisbegleitungen führen sie durch. Allerdings sind sie signifikant öfter der Ansicht, dass Theorie und Praxis nur wenige gemeinsame Schnittstellen haben, was sich wiederum auf die Unterrichtsgestaltung – und somit auf den Lernerfolg der Schüler – auswirken kann.

Je geringer der Stellenanteil von Lehrern ist, desto weniger Praxisbegleitungen führen sie durch und desto häufiger sind sie der Ansicht, dass Pflegetheorie und –praxis nur wenige gemeinsame Schnittstellen haben. Umgekehrt stellen die Lehrer mit einer Vollzeit-Stelle deutlich häufiger fest, dass die Ausstattung der Schule einen Einfluss auf den Lernerfolg der Schüler hat.

4.3.3 Differenzierungen Praxisanleiter

Im Folgenden werden die Ergebnisse einiger Teilstichproben dargestellt, um mögliche Einflussgrößen auf den Theorie-Praxis-Transfer zu identifizieren. Hierfür wird das Antwortverhalten bei denjenigen Items untersucht, die einen direkten Rückschluss auf den Wissenstransfer bzw. Kompetenzanbahnungen zulassen. Es handelt sich dabei um folgende Items:

- Anzahl der Schüler: Die berufspraktische Ausbildung soll „[...] den individuellen Erwerb von Fähigkeiten, Fertigkeiten und beruflichen Erfahrungen und damit die Aneignung beruflicher Handlungskompetenz [...]" (Biehl, 2013, 95) für den Schüler bezwecken. Die Individualität jeder Anleitungssituation muss hier besonders hervorgehoben werden, daher sind gleichzeitige Anleitungen mehrerer Schüler zu vermeiden. Da Praxisanleiter diese Tätigkeit jedoch neben ihrer regulären Arbeit verrichten, ist die Anzahl der zu betreuenden Schüler in diesem Kontext relevant.

- Sonderzeiten für Anleitungen / Freistellung für Praxisanleitertätigkeit: Die Zeit, die Praxisanleitern für speziell Anleitungssituationen zur Verfügung steht, hat einen wesentlichen Einfluss auf den Lernerfolg der Schüler. So ist nach Völkel „ein angemessener Zeitrahmen für die Anleitung [...] die strukturelle Voraussetzung für die Qualität der Praxisanleitung" (2005, 8).

- Zufriedenheit mit dem Lernstand: Ob die Auszubildenden das, was in der Theorie gelehrt wurde, auch gelernt haben und dementsprechend in der Lage sind Zusammenhänge zu erkennen sowie die Struktur der schulischen Ausbildung stecken als eigentliche Kernfragen hinter diesem Item, denn die Praxisanleiter haben die Aufgabe, unter Berücksichtigung pädagogischer Aspekte kontinuierlich den Lernstand des Auszubildenden zu überprüfen (vgl. Biehl, 2013, 95).

- Kooperation mit der Altenpflegeschule: Wie bereits an anderen Stellen angemerkt, kann eine optimale Verzahnung zwischen Pflegetheorie und -praxis nur stattfinden, wenn die Kooperationsstrukturen beider Einrichtungen auf diese Zielsetzung ausgerichtet sind. Es ist jedoch eine Tendenz zu erkennen, dass die Einrichtungen der praktischen Ausbildung zunehmend auch als Lernorte anerkannt werden, was sich insbesondere auch auf die Zusammenarbeit auswirkt (vgl. Bohrer, 2013, 85).

- Vorbereitung auf die Praxis durch die theoretische Ausbildung: „[...] Wissen [ist] keine Ursache für Können [...] und auch aus seinem Vorhandensein [kann] nicht automatisch Können [resultieren]" (Neuweg, 1999, zit. nach Darmann, 2004, 198). Daher kommt es insbesondere auf die Vorbereitung der Schüler durch die Implementierung von fachpraktischem Unterricht durch die Lehrer an. Inwieweit dieser stattfindet und, noch wichtiger, auch zielgerichtet ist, hat einen wesentlichen Einfluss auf die Vorbereitung der Schüler auf die Berufspraxis.

- Ausbildungsstrukturen qualifizieren hinreichend für die Praxis: Mit dieser Kernfrage hinsichtlich des Gelingens des Theorie-Praxis-Transfers wird ermittelt, ob die derzeitigen Strukturen der Ausbildung geeignet sind, zur Zielsetzung, aufgrund der die Ausbildung reformiert wurde, auch zu erfüllen. Dazu ist jedoch

das Urteil der Praxisanleiter unabdingbar, da sie diejenigen sind, die unter berufspädagogischen Aspekten beurteilen müssen, ob der Schüler das in der Theorie
gelernte Fachwissen auch in die tägliche praktische Arbeit integrieren kann.

4.3.3.1 Alter

Insgesamt vier der befragten Praxisanleiter geben an, drei oder mehr Schüler anzuleiten.
Vier weitere Probanden leiten je zwei Schüler im Bereich der berufspraktischen
Ausbildung an. Alle anderen Praxisanleiter strukturieren die Ausbildung je eines
Altenpflegeschülers. Hinsichtlich der Zufriedenheit mit dem Lernstand der Schüler fällt
auf, dass einerseits die Praxisanleiter der „jüngsten" Kohorte sehr kritisch urteilen. Sie
geben zu 80 % an, eher mittelmäßig zufrieden mit den Leistungen der Schüler zu sein.
Andererseits sinkt die Zufriedenheit kontinuierlich mit steigendem Alter ab der zweiten
Alterskohorte von 100 % (36-40-jährige) bis auf 33,3 % (über 55-jährige)

Bei der Frage, ob die theoretische Ausbildung die Schüler ausreichend auf die Praxis
vorbereitet, fällt auf, dass insbesondere die jüngeren Praxisanleiter eher kritisch urteilen.
Jeweils die Hälfte von ihnen (50 %) gibt an, dass die Vorbereitung nicht oder eher nicht
ausreichend sei. Bei der Frage nach den allgemeinen Ausbildungsstrukturen antworten
zwar auch die Probanden der anderen Alterskohorten negativer, doch auch hier sind die
Praxisanleiter der drei jüngsten Altersgruppen am kritischsten; sie geben zu je 50 % an,
dass die derzeitigen Ausbildungsstrukturen die Schüler „eher nicht" hinreichend für die
Pflegepraxis qualifiziere.

Es fällt auf, dass die Praxisanleiter, die die meisten Schüler anleiten, auch gleichzeitig aus
den Kohorten der ältesten Probanden kommen. Es kann also angenommen werden, dass sie
alle über langjährige Praxiserfahrung verfügen und sich zutrauen, drei oder mehr Schüler
parallel in der Praxis auszubilden. Hier drängt sich jedoch die Frage auf, ob die Anleitung
von mind. drei Schülern parallel zu ihrer regulären Tätigkeit in der Pflege läuft oder ob
diese Praxisanleitungen entsprechend hohe zeitliche Kapazitäten für die gezielte
Ausbildung und Anleitung der Schüler haben. Falls dies nicht der Fall ist, besteht Grund zu
der Annahme, dass die praktische Ausbildung der Schüler aufgrund fehlender zeitlicher
Ressourcen der Praxisanleitung „nebenher" läuft und nicht fachgerecht durchgeführt wird.

Die Zufriedenheit mit den Strukturen der Ausbildung beurteilen insbesondere die jüngeren Probanden sehr kritisch. Es ist anzunehmen, dass sie aufgrund der zeitlichen Nähe zu ihrer eigenen Ausbildung höhere Ansprüche an das theoretische Hintergrundwissen haben, während die älteren Praxisanleiter aufgrund ihrer enormen Praxiserfahrung eher die Handlungskompetenzen in den Fokus rücken.

4.3.3.2 Geschlecht

Mit 60 % geben deutlich mehr Praxisanleiterinnen an, mit drei oder mehr die meisten Schüler auszubilden (gegenüber 25 % der männlichen Praxisanleiter). Gleichzeitig geben sie mehr als doppelt so häufig an, dass ihnen *Sonderzeiten* für die gezielte Anleitung von Schülern zur Verfügung gestellt wird (60 % vs. 25 %).

Es fällt jedoch ebenfalls auf, dass die Praxisanleiterinnen kritischer urteilen wenn es um die Strukturierung und die Vorbereitung der Schüler durch den theoretischen Unterricht geht. Beide beurteilen die Praxisanleiter mit 75 % als ausreichend, um die Schüler auf die Berufspraxis vorzubereiten (vs. 60 % der Praxisanleiterinnen). Dementsprechend sind mit 40 % fast doppelt so viele Anleiterinnen der Ansicht, dass dies eher nicht, oder gar nicht zutreffe.

Zwar wurden durch die Untersuchung einige geschlechtsspezifische Unterschiede aufgedeckt; diese können jedoch insbesondere aufgrund der geringen Stichprobengröße nicht mit anderen Untersuchungen verglichen werden. Auch eine valide Interpretation der Daten ist somit nicht möglich.

4.3.3.3 Dauer der Tätigkeit in der Pflege

Je knapp ein Drittel aller Probanden mit einer 5-10- bzw. einer über 15-jährigen Berufserfahrung bilden drei oder mehr Schüler in der Praxis aus (33,3 % bzw. 27,3 %), wobei letztere in absoluten Zahlen weitaus mehr Praxisanleiter stellen (3 vs. 11). Während diejenigen Probanden, die eine 10-15-jährige Berufserfahrung haben, zu zwei Dritteln mit dem Lernstand der Auszubildenden zufrieden sind, sind über die Hälfte bis zwei Drittel aller Praxisanleiter mit über 15- bzw. 5-10-jähriger Berufserfahrung nicht mit den Leistungen der Schüler zufrieden (53,9 % bzw. 66,7 %).

Es fällt jedoch auf, dass die befragten Praxisanleiter mit max. 10-jähriger Berufserfahrung den Thesen, dass die derzeitigen Ausbildungsstrukturen sowie die theoretische Ausbildung die Schüler ausreichend qualifizieren, zu 100 % voll oder eher zustimmen. Demgegenüber sind die Probanden mit 10- bis über 15-jähriger Berufserfahrung skeptischer; sie bestätigen diese Aussagen zu durchschnittlich 54,2 % und 54,1 %.

Die Praxisanleiter mit der geringsten Berufserfahrung sind signifikant häufiger mit dem Lernstand der Schüler sowie den organisatorischen und schulischen Ausbildungsstrukturen zufrieden. Möglicherweise lässt sich die ablehnende Haltung der älteren Kollegen (mit der höheren Berufserfahrung) durch ihre eigene Lernbiographie begründen. Es ist anzunehmen, dass die Probanden mit einer bis zu 10-jährigen Berufserfahrung selber bereits die Ausbildung nach dem Lernfeldkonzept absolviert haben und daher mit den Strukturen vertraut sind, während ältere Anleiter diese nicht oder nicht ausreichend kennen und daher schlechter bewerten.

4.3.3.4 Art der Einrichtung

Erwartungsgemäß betreuen ausschließlich die Praxisanleiter der stationären Einrichtungen drei oder mehr Schüler. Demgegenüber werden jedoch den Anleitern der ambulanten Pflegedienste öfter Sonderzeiten für Anleitungen zur Verfügung gestellt (66,7 % vs. 50 %). Dass die derzeitigen Ausbildungsstrukturen die Schüler hinreichend für die Pflegepraxis qualifizieren, verneinen vor allem die Probanden der ambulanten Pflegedienste (50 % vs. 33,3 %). Weitere Unterschiede können nicht identifiziert werden.

Da ambulante Pflegedienste hinsichtlich zu betreuender Klienten und angestellter Mitarbeiter i. d. R. kleiner sind als stationäre Pflegeeinrichtungen, überrascht es nicht, dass sie dementsprechend auch weniger Schüler ausbilden. Hinzu kommt, dass insbesondere zu Beginn der Ausbildung die Schüler nicht alleine Touren fahren, sondern mit ihrer Praxisanleitung zusammen mitfahren. Daher überrascht es ebenfalls nicht, dass sie eher Zeit für Anleitungen haben, da in der stationären Pflege jederzeit Störungen in Anleitungssituationen auftreten können, in die Schüler wie auch Anleiter involviert sein können. Im Bereich der ambulanten Pflege jedoch treten solche Situationen weitaus seltener auf, sodass Anleitungssituationen seltener unterbrochen werden.

4.3.3.5 Stellenanteil

Zwei oder mehr Schüler betreuen erwartungsgemäß ausschließlich diejenigen Praxisanleiter, die eine 100 %-Stelle haben. Ihnen werden auch etwa doppelt so häufig Sonderzeiten für Anleitungen zur Verfügung gestellt (60 % vs. 33,3 % bei den Anleitern mit einer 75 %-Stelle). Die bisherige und momentane Kooperation beurteilen sie zudem, wenn auch in absoluten Zahlen öfter, insgesamt differenzierter bzw. kritischer. Auffallend ist zudem, dass sie als einzige der Ansicht sind, dass die derzeitigen Ausbildungsstrukturen die Schüler hinreichend für den Beruf des Altenpflegers qualifizieren (66,6 %). Dieser These widersprechen alle Probanden mit anderen als 100 %igen Stellenanteilen.

Dass die Praxisanleiter mit einer Vollzeit-Stelle die Kooperationsstrukturen kritischer beurteilen, könnte daran liegen, dass die Anleiter mit einem geringeren Stellenanteil auch entsprechend wenig in diese involviert sind und ihre Arbeitszeit zumeist in der Pflege oder in Anleitungssituationen verbringen. Demgegenüber haben Anleiter mit einer Vollzeit-Stelle entsprechend mehr Zeit um auch mit der Schule bzw. den Lehrern zu kommunizieren, was zweifelsohne zu mehr Kritik führen kann. Schneider (2012, 39ff) gibt zusätzlich zu bedenken, dass sich die Bedingungen für Pflegeeinrichtungen kontinuierlich verändern, wodurch sämtliche Prozesse ständig angepasst und Arbeitsabläufe sowie Strukturen optimiert werden müssen. Dass dies ebenfalls Zeit einfordert und insbesondere die Vollzeit-Beschäftigten Praxisanleiter belastet, kann ebenfalls ein Faktor sein, der die Befragungsergebnisse entsprechend beeinflusst hat.

4.3.3.6 Zusatzqualifikation „Praxisanleitung"

Überraschend ist, dass die Praxisanleiter ohne entsprechende Weiterbildung mehr Schüler betreuen (je 20 % von ihnen betreuen einen bzw. drei oder mehr Schüler und mit 60 % ist mehr als jede zweite Anleitung für je zwei Schüler zuständig). Demgegenüber sind 61,5 % der Probanden mit der entsprechenden Weiterbildung für je einen Schüler, 15,4 % für zwei und 23,1 % für drei oder mehr Schüler zuständig.

Die Beurteilung hinsichtlich der Kooperation mit der Schule beurteilen die weitergebildeten Praxisanleiter insgesamt positiver als Pflegenden ohne entsprechende Weiterbildung. Dass die derzeitigen Ausbildungsstrukturen jedoch für eine hinreichende Qualifikation sorgen, sehen die weitergebildeten Praxisanleiter etwas kritischer; sie bestätigen die These nur zu 57,1 % (vs. 80 %).

4.3.3.7 Dauer der Tätigkeit als Praxisanleitung

Mit dem Lernstand der Auszubildenden sind die Praxisanleiter mit steigender Dauer ihrer Tätigkeit in abnehmendem Maße zufrieden. Während von den Anleitern mit einer 1-3-jährigen Tätigkeit noch zwei Drittel mit dem Lernstand ihrer Schüler zufrieden sind (66,7 %), sind es bei denen mit einer 3-5-jährigen Erfahrung nur noch 50 % und schließlich bei denen mit einer 5-10-jährigen Praxisanleiter-Tätigkeit nur noch 46,2 %. Gleiches lässt sich Beurteilung der These, dass die Schüler durch die theoretische Ausbildung hinreichend auf die Berufspraxis vorbereitet wurden, feststellen. Auch hier sinkt die Bestätigung mit steigender Dauer der Tätigkeit von 100 % über 66,7 % bis zu 58,3 %.

Die Beurteilung der Aussage, dass die derzeitigen Ausbildungsstrukturen die Schüler ausreichend auf die Berufspraxis vorbereiten, bestätigen alle Probanden mit der geringsten Erfahrungsdauer voll oder eher (100%), jedoch nur die Hälfte der Anleiter mit einer 3-5-jährigen Erfahrung (50 %). Etwas mehr als jeder zweite Anleiter mit 5-10-jähriger Anleiter-Erfahrung (53,9 %) schließt sich dieser Meinung an.

Dass die Praxisanleiter mit steigender Dauer der Erfahrung hinsichtlich der Zufriedenheit mit dem Lernstand sowie der Zufriedenheit mit der theoretischen Ausbildung kritischer antworten, kann auf die längere Erfahrung zurückzuführen sein. Hierdurch haben sie Vergleichsmöglichkeiten mit anderen, früheren, Schülern, die möglicherweise von anderen Lehrern mit anderer Schwerpunktsetzung ausgebildet wurden. So kann es sein, dass die Schüler durch unterschiedliche Unterrichtsgestaltung auch unterschiedlich *gut* waren bzw. sind, was bei den Praxisanleitern hinsichtlich der „neuen" Schüler eine entsprechende Erwartungshaltung auslöst, die unter Umständen nicht erfüllt wird.

4.3.3.8 Zusammenfassung Differenzierungen „Praxisanleiter"

Insgesamt ließen sich einige Teilaspekte identifizieren, die einen positiven bzw. negativen Einfluss auf den Theorie-Praxis-Transfer haben. So konnte festgestellt werden, dass diejenigen Praxisanleiter, die mit drei oder mehr die meisten Schüler ausbilden, diejenigen sind, die aufgrund ihres Alters sehr wahrscheinlich die meiste Berufserfahrung haben. Zugleich sind jedoch insbesondere die jüngeren Anleiter deutlich kritischer hinsichtlich der Strukturierung der Ausbildung und des theoretischen Hintergrundwissens.

Es konnten zwar einige geschlechtsspezifische Unterscheide festgestellt werden. Diese können jedoch aufgrund der sehr geringen Fallzahlen nicht aussagekräftig interpretiert werden. Ein Vergleich mit anderen Untersuchungen kann daher auch nicht gezogen werden. Als Gesamtergebnis kann jedoch festgehalten werden, dass Praxisanleiterinnen mehr Schüler ausbilden und häufiger für Anleitungen vom regulären Dienst freigestellt werden. Zudem beurteilen sie die Strukturierung der Ausbildung kritischer.

Insgesamt fällt auf, dass die Praxisanleiter mit steigender Dauer der Berufserfahrung skeptischer und negativer bzgl. der Ausbildungsstrukturen urteilen. So sind sie bspw. öfter der Ansicht, dass die Vorbereitung durch die Schule nicht ausreichend ist.

Wie erwartet wurde, betreuen ausschließlich die Praxisanleiter der stationären Einrichtungen drei oder mehr Schüler während bei den ambulanten Pflegediensten max. zwei Schüler parallel ausgebildet werden. Den Anleitern der Pflegedienste werden jedoch öfter *Sonderzeiten* für die Ausbildung der Schüler zur Verfügung gestellt.

Die Praxisanleiter mit einer Vollzeit-Stelle leiten zum einen mehr Schüler an und bekommen dafür zum anderen mehr *Sonderzeiten* zur Verfügung gestellt. Zudem beurteilen Sie die Kooperationsstrukturen mit der Schule bzw. den Lehrern sowie die Ausbildungsstrukturen kritischer.

Überraschend ist, dass die Praxisanleiter mit berufspädagogischer Weiterbildung weniger Schüler anleiten als ihre Kollegen ohne diese Weiterbildung. Sie beurteilen die Kooperationsstrukturen mit den Schulen insgesamt positiver, waren jedoch kritischer gegenüber der Bewertung der derzeitigen Ausbildungsstrukturen.

Die Praxisanleiter sind mit dem Lernstand ihrer Auszubildenden mit steigender Dauer ihrer Anleiter-Erfahrung in abnehmendem Maße zufrieden. Ebenso verhält es sich bei der These, dass die Schüler durch die theoretische Ausbildung in ausreichendem auf die Praxis vorbereitet werden. Bei der Aussage, dass momentan herrschenden Strukturen die Schüler ausreichend auf die Berufspraxis vorbereiten, bestätigen zwar alle Probanden mit einer 1-3-jährigen Erfahrung. Demgegenüber sehen es die beiden anderen Teilpopulationen aber kritischer; sie bestätigen dies nur etwa zur Hälfte.

5 Zusammenfassung der Gesamtergebnisse und Handlungsempfehlungen

Insgesamt wurden 177 Altenpflegeschüler, 34 Lehrer und 20 Praxisanleiter aus acht Altenpflegeschulen und neun ambulanten und stationären Einrichtungen der Altenhilfe zum Theorie-Praxis-Transfer im Rahmen der Altenpflegeausbildung befragt.

Die befragten Schüler waren zum Zeitpunkt der Erhebung zwischen 18 und 57 Jahren alt; dies entspricht einem durchschnittlichen Alter von 28,6 Jahren, wobei Median und Modus deutlich darunter liegen (24 bzw. 21 Jahre). Der Anteil an weiblichen Auszubildenden ist mit 81,3 % erwartungsgemäß hoch und bestätigt den von Görres, Panter & Mittnacht erhobenen Wert von 80,8 % (2006, 34). Etwas über zwei Drittel aller Probanden (69,8 %) waren zum Erhebungszeitpunkt im zweiten Ausbildungsjahr, die übrigen Schüler im dritten Lehrjahr (30,2 %). Knapp jeder vierte Schüler absolviert seine praktische Ausbildung bei einem ambulanten Pflegedienst (22,9 %), während die meisten Schüler in Einrichtungen der stationären Altenhilfe ausgebildet werden (77,1 %).

Es hat sich gezeigt, dass die meisten Schüler der Ansicht sind, dass die erlernten Inhalte oftmals nicht in der Praxis umgesetzt werden können bzw. die Lehrer im Rahmen des Unterrichts häufig von *optimalen Bedingungen* ausgehen. Außerdem haben die Schüler vor allem an behandlungspflegerischen bzw. täglich anfallenden, praxisnahen Themen Interesse. Dass ein deutlicher Personalmangel in der Altenpflege herrscht, macht sich auch in der Ausbildung bemerkbar. Zum einen geben etwa drei Viertel der Schüler an, zu wenig Zeit für pflegerische Ausgaben zu haben, zum anderen geben nur knapp ein Viertel der Schüler an, dass *Sonderzeiten* freigehalten werden, die speziell für Praxisanleitungen genutzt werden. Daher verwundert es nicht, dass mit 75,9 % drei viertel aller Schüler das Vorliegen eines „Theorie-Praxis-Konflikt" bestätigen. Knapp die Hälfte von ihnen gibt an, dass dieser „mittelmäßig" bis „gravierend" sei. Die erste Hypothese kann somit verifiziert werden. Knapp jeder fünfte der befragten Schüler ist mit der Ausbildung nicht oder eher nicht zufrieden (18,4 %).

Zwar werden mit 74,1 % nur knapp drei Viertel aller befragten Schüler von ihren Lehrern in der Praxis besucht, diese beurteilen den Nutzen von Praxisbegleitungen jedoch zum Großteil positiv. Die zweite Hypothese, dass die Betreuung der Auszubildenden während der praktischen Ausbildung mangelhaft sei, kann somit widerlegt werden.

Die dritte Hypothese, die besagt dass die praktische Ausbildung i. d. R. durch eine *Praxismappe* o.ä. strukturiert wird, kann ebenfalls bestätigt werden, auch wenn jeder zehnte Schüler angibt, über keine Praxismappe zu verfügen. Von den Lehrern hingegen bestätigt dies jeder Proband (es wurden ausschließlich Schüler und Lehrer der angegebenen acht Einrichtungen, also identischer Schulen, befragt).

Die befragten Lehrer waren zum Erhebungszeitpunkt zwischen 28 und 63 Jahren alt, was einem Durchschnittsalter von 48 Jahren entspricht (Median 50 Jahre, Modus 55 Jahre). Der Anteil an männlichen Lehrern liegt mit 17,6 % noch unter dem von Görres, Panter & Mittnacht erhobenen Wert von 24,3 % (2006, 44). Mehr als jeder zweite Lehrer hat eine Grundausbildung in der (Gesundheits- und) Krankenpflege absolviert, etwa jeder vierte Lehrer ist gelernter Altenpfleger. Mit 48,2 % hat fast jeder zweite der befragten Probanden einen akademischen Abschluss im Bereich der Pflegepädagogik; jeder dritte hat eine berufspädagogische Weiterbildung absolviert.

Sofern bei einem Schüler keine Auffälligkeiten bestehen, führen die meisten Lehrer nur eine Praxisbegleitung pro Ausbildungsjahr durch. Jeder Proband besucht durchschnittlich 61,7 Schüler pro Jahr (Median 40, Modus 25). Drei Viertel der befragten Lehrer vertreten die Auffassung, dass ihnen der Lernerfolg jedes Schülers wichtig sei, auch wenn dies andere Schüler aufhalte. Zudem gibt etwa jeder zweite Lehrer an, weniger als 50 % seiner Arbeitszeit im Unterricht zu sein. Zwei von drei Lehrern geben an, dass Personalmangel ihre Arbeit zusätzlich erschwere. 80 % aller Probanden äußern zusätzlich, dass formale Arbeiten sie zulasten der Unterrichtvorbereitung aufhalte. Damit kann auch die vierte Hypothese bestätigt werden.

Etwas überraschend fielen die Antworten auf die Fragen nach dem (fachpraktischen) Unterricht aus. Zwar ist die Implementierung von praktischen Übungen eine der beliebtesten Methoden um praxisnahen Unterricht durchzuführen, dennoch ist etwa die Hälfte der befragten Lehrer der Ansicht, dass dieser die Schüler nicht ausreichend auf die Berufspraxis vorbereite. Roes spricht diesbezüglich von einer […] Diskontinuität zwischen Wissen und Handeln […]" (2004b, 32), die sich jedoch nicht immer überwinden lasse. Somit kann die fünfte Hypothese weder eindeutig verifiziert noch falsifiziert werden.

Die Beurteilungen hinsichtlich der Kooperationen mit den Einrichtungen der praktischen Ausbildung bzw. den Praxisanleitungen ist weitgehend ausgewogen. Kritisiert werden von den Lehrern vor allem unzureichende Anleitungen, mangelndes Interesse an der Gestaltung der Kooperation sowie die Gegebenheiten in der Praxis, die eine Umsetzung der Lerninhalte oftmals nicht in ausreichendem Maße zuließen. Um dem entgegenzuwirken, geben 97,1 % der Lehrer an, Praxisanleiter-Treffen anzubieten. Diese werden von ihnen fast durchgehend positiv bewertet. Somit kann die sechste Hypothese bestätigt werden.

Insgesamt äußerte jeder fünfte Lehrer, mit seiner Arbeitssituation „eher nicht" zufrieden zu sein.

Die befragten Praxisanleiter sind zwischen 27 und 60 Jahren alt, was einem Durchschnittsalter von 47,8 Jahren entspricht (Median 47 Jahre, Modus 31 Jahre). Neun von zehn befragten Probanden sind gelernte Altenpfleger, die übrigen haben eine Ausbildung zum (Gesundheits- und) Krankenpfleger absolviert. Die meisten Praxisanleiter arbeiten seit 10-15 und über 15 Jahren in der Pflege (20 % bzw. 65 %). Über drei Viertel aller Probanden arbeiten in Einrichtungen der stationären Altenhilfe, die andern bei ambulanten Pflegediensten. Erwartungsgemäß haben die meisten der befragten Probanden eine entsprechende Weiterbildung zur Praxisanleitung absolviert, dementsprechend kann die siebte Hypothese bestätigt werden.

Knapp die Hälfte aller Probanden gibt an, für Anleitungssituationen keine gesonderten Zeiten zur Verfügung zu haben, daher kann die achte Hypothese, dass *viele* Praxisanleiter keine oder nur sehr geringe zeitliche Ressourcen für die Anleitungen der Schüler haben, ebenfalls bestätigt werden. Etwa jeder zweite Praxisanleiter äußerte, mit dem Lernstand der Schüler unzufrieden zu sein. Insgesamt beurteilt mit max. vier Probanden etwa jeder fünfte die Kooperation mit der Schule negativ, wobei die Hauptargumente seltene Praxisbegleitungen, mangelhafte Kommunikationsstrukturen mit den Schulen bzw. Lehrern und insgesamt eine nicht in optimalem Ausmaß auf die Berufspraxis qualifizierende theoretische Ausbildung sind. Als die Arbeit erschwerende Faktoren äußern die befragten Praxisanleiter vor allem Zeit- und Personalmangel, psychische Belastungen, gesundheitliche Probleme und das Arbeiten im Schichtdienst.

Bei der Analyse der bivariaten Zusammenhänge konnte außerdem festgestellt werden, dass jüngere Praxisanleiter sowie solche mit langjähriger Anleiter-Erfahrung kritischer urteilen als andere. Zudem äußern vor allem diejenigen Anleiter, die eine entsprechende berufspädagogische Weiterbildung absolviert haben, Kritik an den Ausbildungsstrukturen.

Um die Kooperation beider Ausbildungsbetriebe unter Berücksichtigung aller beteiligten Akteure zu optimieren, rät Schewior-Popp: „[...] am wirkungsvollsten ist es aber wohl, wenn die Stärken und Schwächen der Lernorte gesehen und genutzt bzw. akzeptiert werden" (2011, 10). Zum ersten Schritt, dem Aufdecken der Probleme an den verschiedenen Schnittstellen, hat diese Untersuchung einen Beitrag geleistet. Zwar können nur einige relevante Teilergebnisse vorgelegt werden. Diese bieten jedoch einen Ansatzpunkt für Empfehlungen, die die Kooperation der beteiligten Akteure, unter Berücksichtigung der jeweiligen Stärken und Schwächen, verändern, und somit den Lernerfolg der Schüler hinsichtlich des Wissens- und Handlungstransfers verbessern können, was zu dem von Radke geforderten „[...] Paradigmenwechsel von der beruflichen Qualifikation zur beruflichen Handlungs-kompetenz" (2008, 43) führen kann.

Einer der Hauptkritikpunkte der Schüler gegenüber der theoretischen Ausbildung ist, dass diese wenig praxisorientiert sei bzw. dass die Schule von *optimalen Bedingungen* ausgehe, die in der Berufspraxis nicht angetroffen werden. Diesbezüglich müssen zunächst zwei Aspekte bedacht werden. Auf der einen Seite sind die Lehrer verpflichtet und bestrebt, Handlungsabläufe bzw. pflegerische Tätigkeiten korrekt und vollständig zu lehren. Auf der anderen Seite jedoch sind keine zwei Einrichtungen der praktischen Ausbildung hinsichtlich der materiellen Ausstattung identisch – im Bereich der ambulanten Pflege ergibt sich sicherlich ein noch differenzierteres Bild. Daher sollten Lehrer nicht nur den vollständigen und korrekten Verlauf von Pflegehandlungen berücksichtigen, sondern auch – insbesondere auf der Grundlage ihrer eigenen Erfahrungen – Alternativen und Improvisationsmöglichkeiten aufzeigen. Vor allem in der ambulanten Versorgung älterer Menschen kann häufig nicht auf die idealtypische Auswahl von bspw. Pflegehilfsmitteln zurückgegriffen werden. Aber auch bei Materialien aus der Industrie ist Vorsicht geboten. So enthalten z.B. Katheterisierungs-Sets von unterschiedlichen Herstellern unter-schiedliche Materialien in unterschiedlicher Anzahl. Dies sollte v.a. im fachpraktischen Unterricht – mindestens – angesprochen werden, damit die Schüler um diese Problematik wissen. Zusätzlich sollten die Lehrer konkrete Beispiele dafür geben, in welchen Bereichen man *gefahrlos* improvisieren kann, und welche alternativen Handlungsmöglichkeiten man auf jeden Fall unterlassen sollte / muss.

Es hat sich gezeigt, dass die Schüler, die ihre Ausbildung in Teilzeit-Form absolvieren, signifikant unzufriedener sind und mehr Schwierigkeiten beim Wissens- und Handlungstransfer haben. Dies ist u.a. auf die Struktur der Teilzeit-Ausbildung zurückzuführen, daher sollte diese Form der Ausbildung überdacht werden. Beckmann &

Klaes (2007, 36ff) haben bspw. positive Erfahrungen mit einem *Schultage-System* gemacht. Hier findet der theoretische Unterricht nicht im „2-Wochen-Rhythmus" statt, sondern wöchentlich an festgelegten Tagen. Dadurch haben die Schüler trotz einer Teilzeit-Ausbildung einen kontinuierlichen Kontakt zur Pflegetheorie wie auch zur Berufspraxis, was den Lerntransfer erleichtert. Zusätzlich ist es generell ratsam, wenn sich die Schüler ein Stück weit selbstständig an der Unterrichtsgestaltung beteiligen bzw. Themenwünsche und –vorschläge (rechtzeitig!) einbringen.

Einen wesentlichen Aspekt des Erfolgs des Theorie-Praxis-Transfers stellt die Praxismappe dar. Zwar geben alle Lehrer an, eine solche Mappe einzusetzen. Aufseiten der Schüler jedoch war dies nicht der Fall. Wie sich gezeigt hat, ist der Stellenwert der Praxismappe in jeder Einrichtung ein anderer, was schon allein daran erkannt werden kann, welche Inhalte eine solche Mappe hat (vgl. Kapitel 4.2.2). So stellen die im dualen System etablierten und von einigen der befragten Schulen eingesetzten *Wochenberichte* eine beinahe schon banale Möglichkeit dar, die Schüler mit den in der Schule gelernten und in der Praxis umgesetzten Lerninhalte zu konfrontieren und gleichzeitig die Selbstreflektionsfähigkeit zu fördern. Es sei jedoch darauf verwiesen, dass ein solches Instrument zum einen überhaupt genutzt werden muss, um einen Effekt hervorzubringen. Zum anderen ist es sinnvoll, wenn alle beteiligten Akteure – also auch die Praxisanleiter – dieses Instrument regelmäßig in die Anleitungen und Begleitungen involvieren bzw. die Praxismappe als Grundlage aller Anleitungs- und Begleitungssituationen nehmen.

Ein zentraler Kritikpunkt der Schüler wie auch der Lehrer gegenüber den Praxisanleitern ist, dass nicht ausreichend Anleitungssituationen stattfinden und dass die Schüler zu wenige gemeinsame Dienstzeiten mit den Anleitern haben. Natürlich kann es zwischenzeitlich vorkommen, dass aufgrund von Personalausfällen die Praxisanleiter oder Schüler einen anderen Dienst übernehmen müssen. Im Rahmen einer dreijährigen Ausbildung jedoch, bei der i. d. R. die Dienstzeiten frühzeitig – oftmals mind. einen Monat im Voraus – geplant werden, stellt es eine berechtigte Forderung dar, dass die Schüler und Praxisanleiter zusammen ihren Dienst verrichten. Es nützt dem Schüler für seinen Lernerfolg nichts, wenn die Einrichtung eine *Alibi-Praxisanleitung* stellt, die dem Schüler jedoch nicht die Tätigkeiten professionell vermitteln kann, weil sie im Entgegengesetzten Dienst arbeitet. Es liegt jedoch auch in der Verpflichtung der Schüler, ggf. Anleitungen gezielt einzufordern.

Obwohl die Lehrer jedoch die Bedingungen in den Einrichtungen der praktischen Ausbildung sowie die Umsetzung der Anleitungen zu großen Teilen kritisieren, geben nur weniger als die Hälfte von ihnen an, diese Probleme, die sie sehen, bei den Praxisanleitertreffen zu thematisieren. Eine der elementaren Zielsetzungen dieser Treffen ist der gemeinsame Austausch sowie die Absprachen bzgl. der Vorgehensweisen. Daher verwundert es, dass genau das, nämlich der Meinungsaustausch, von so wenigen Lehrern tatsächlich genutzt wird um erkannte Probleme anzusprechen und gemeinsam Lösungen dafür zu finden. Daher sollte bei Treffen zwischen Lehrern und Praxisanleitern immer ein entsprechender Tagesordnungspunkt hierfür reserviert sein, mindestens jedoch ein Zeitfenster für *sonstige Anmerkungen* beider Akteure gegeben werden. Zwar geben einige Lehrer an, dass einige Praxisanleiter respektive Einrichtungen der praktischen Ausbildung offensichtlich kein oder nur wenig Interesse an dem Ausbau der Kooperationsstrukturen haben. Es geben jedoch wesentlich mehr als nur *einige* Schüler und Lehrer an, dass an diesen Schnittstellen Probleme identifiziert werden.

Über drei Viertel aller Lehrer bestätigen die Aussage, dass formale Arbeiten sie zulasten der Unterrichtsvorbereitung aufhalte. Zusätzlich sind die Hälfte aller befragten Lehrer weniger als 50 % ihrer Arbeitszeit im Unterricht, also ihren eigentlichen Kernarbeitsprozessen. Ein Drittel aller Probanden gibt zudem als zusätzlichen, die Arbeit erschwerenden Faktor an, für Schüler jederzeit ansprechbar zu sein. Da die Strukturen an allen acht befragten Schulen jedoch andere sind, und organisatorische Arbeiten jeweils anders aufgeteilt bzw. strukturiert sind, können an dieser Stelle keine allgemeingültigen Handlungsempfehlungen gegeben werden. Einige Gedankengänge könnten jedoch an vielen Schulen erfolgreich umgesetzt werden, wie bspw. das Einrichten von Sprechzeiten der hauptamtlichen Lehrkräfte. Auf diese Weise würden die Lehrenden seltener von Schülern bei formalen oder organisatorischen Arbeiten unterbrochen, was einen flüssigen und somit schnelleren Arbeitsablauf ermöglichen würde. Ebenfalls denkbar ist, dass den hauptamtlichen Lehrern – selbstverständlich unter Berücksichtigung der jeweiligen Gegebenheiten bzw. zu unterrichtenden Lernfeder – feste Unterrichtstage zugewiesen werden, sodass sie einen oder zwei feste Tage in der Woche nicht im Unterricht sind und in dieser Zeit entsprechend andere Arbeiten erledigen können. Da diese Aspekte jedoch Schulentwicklungs- und -organisatorische Prozesse betreffen, sei an dieser Stelle auf entsprechende Forschungsergebnisse verwiesen (bspw. Bals, 2011).

Ein massiver Kritikpunkt der Lehrer gegenüber den Schülern ist insbesondere deren Sozial- und Kommunikationsverhalten. Dies betrifft vor allem auch den Gebrauch von Mobiltelefonen im Unterricht. Die immer wiederkehrende und schier endlose Debatte darüber, wie mit Unterrichtsstörungen im Rahmen der Erwachsenenbildung umgegangen werden soll bzw. kann, hat insbesondere seit der massenhaften Verbreitung von Smartphones ein neues Gewicht bekommen. Während einige Lehrer nach wie vor gegen jedweden Einsatz von Mobiltelefonen im Unterricht sind, nutzen andere Lehrkräfte dies, indem sie gezielt Schüler bitten, bestimmte Fachbegriffe oder Sachverhalte während des Unterrichts zu googlen. Diese – wenn auch sehr versimpelte – Form des eLearning kann durchaus ihre Berechtigung haben, es ist jedoch darauf zu achten, die Schüler für den Umgang mit Angaben aus dem Internet zu sensibilisieren, da bei weitem nicht alle gefundenen Antworten tatsächlich korrekt sein müssen. Außerdem darf der Einsatz *neuer Medien* nicht überhand nehmen, sodass eine methodische Ausgeglichenheit im Unterricht herrscht. Für weitere Aspekte sei auf Koschel (2011) verwiesen.

Eine Kritik der Praxisanleiter richtet sich gegen die Betriebsinternen Strukturen: Knapp die Hälfte von ihnen kritisiert, dass ihnen keine zeitlichen Kapazitäten für gezielte Anleitungen von Schülern zur Verfügung stehen würde. Dies verwundert angesichts des Personalmangels in der Pflege, der immer drastischer wird, nicht (vgl. Dribusch, 2012). Durch Umstrukturierung Betriebs- bzw. Stationsinterner Abläufe können jedoch Handlungsabläufe optimiert und zeitliche Ressourcen erweitert werden, wie Schneider (2012, 39ff) aufzeigt.

Dass nur etwa die Hälfte aller Probanden mit dem Lernstand der Schüler zufrieden sind, ist erschreckend. Schlechte Leistungen der Schüler mögen mitunter ein Grund hierfür sein, aber viele Praxisanleiter kritisieren gezielt die Ausbildungsstrukturen sowie deren *Praxistauglichkeit*. Darüber hinaus beklagen einige der befragten Probanden, dass ihre Vorschläge hinsichtlich der Gestaltung des Lehrplans von den Schulen abgewiesen worden seien. Das ist sehr bedauerlich, denn Ziel sollte es sein, dass beide Einrichtungen miteinander *kooperieren*, um eine möglichst gute Ausbildung der Schüler zu erreichen. Daher sollten beide Einrichtungen ihre jeweiligen Erwartungen – sowohl hinsichtlich des Lehrplans als auch der praktischen Anleitungen sowie der Praxisbegleitungen – austauschen und auf Umsetzbarkeit hin prüfen. Sicherlich werden Akteure beider Einrichtungen ihre Erwartungen etwas zurückstecken müssen, sie sollten sich jedoch auf einen gemeinsamen Konsens einigen.

Nachfolgend sind die wichtigsten Handlungsempfehlungen noch einmal grafisch und tabellarisch zusammengefasst.

Abbildung 2: Handlungsempfehlungen an den jeweiligen Schnittstellen

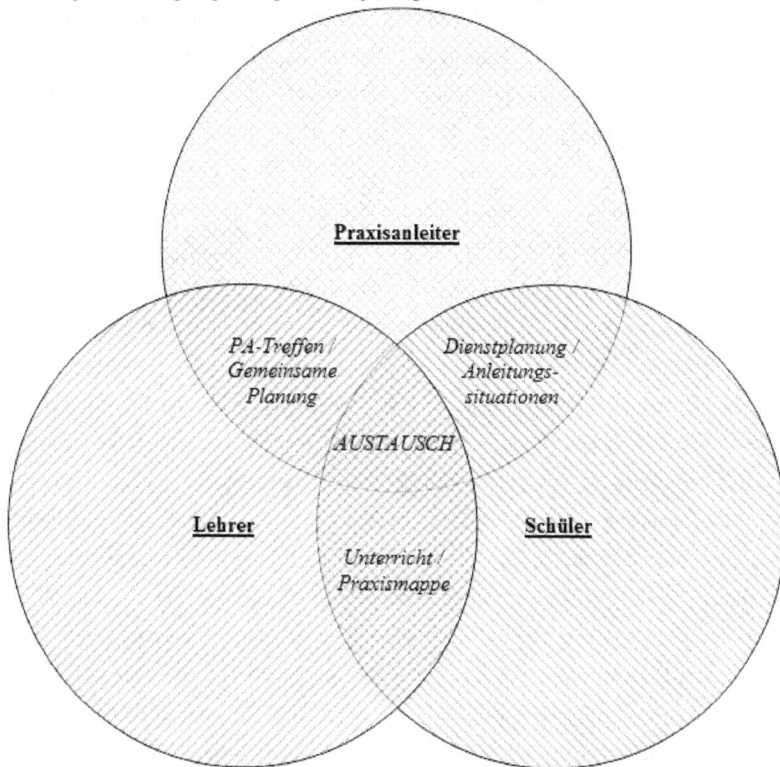

Tabelle 32: Legende zu Abb.2

Schnittstelle	Einzelne Handlungsempfehlungen
Schnittstelle zwischen Praxisanleitern und Schülern	➢ Langfristige Planung gemeinsamer Dienste ➢ Einfordern von Anleitungssituationen ➢ Implementierung der Praxismappe
Schnittstelle zwischen Schülern und Lehrern	➢ Gemeinsame & praxisnahe Gestaltung des Unterrichts / Praxismappe zum Transfer nutzen ➢ Umgang mit Unterrichtsstörungen
Schnittstelle zwischen Lehrern und Praxisanleitern	➢ „Ehrlicher" Austausch bei Praxisanleiter-Treffen / Zeit für „Sonstiges" einplanen ➢ Gegenseitige Erwartungen klären
AUSTAUSCH = Absolute Kongruenz aller Anforderungen als Ziel der Kooperation	➢ Gegenseitiger Austausch aller Akteure um Erwartungen und Probleme zu klären

6 Fazit und Ausblick

Als Gesamtergebnis kann zunächst festgehalten werden, dass es hinsichtlich des Theorie-Praxis-Transfers in der Altenpflegeausbildung Konflikte an allen Schnittstellen, nämlich denen im Dreieck zwischen Schülern, Lehrern respektive der Schule und Praxisanleitern respektive der Einrichtung der praktischen Ausbildung, gibt. Diese sind z.T. auf die jeweiligen Anforderungen, die die beteiligten Akteure untereinander an die jeweils anderen stellen, zurückzuführen. Es kann jedoch ebenso festgehalten werden, dass vielen aufgedeckten Problemen entgegengewirkt werden kann. Diese Untersuchung gibt daher zunächst einen Überblick über die aufgedeckten Probleme an den jeweiligen Schnittstellen, ohne jedoch einen Anspruch auf Vollständigkeit zu erheben.

Da die Vernetzung von Theorie und Praxis, eines der Kernargumente für die Curriculumrevision, auch eine Dekade nach der Umstellung auf das Lernfeldkonzept noch nicht hinreichend untersucht wurde, bietet diese Ausarbeitung einen Ansatzpunkt für noch folgende Untersuchungen. Es muss jedoch bedacht werden, dass die in dieser Arbeit aufgeführten Ergebnisse sich erstens – insbesondere hinsichtlich der Praxisanleiter – auf eine verhältnismäßig kleine Stichprobe beziehen und zudem auf das Land NRW beschränkt sind. Zweitens weisen die drei befragten Teilpopulationen unterschiedliche Größen auf, was v.a. auf die Fokussierung der Schüler zurückzuführen ist. Daher sind die Ergebnisse nicht repräsentativ. In weiteren Untersuchungen sind außerdem zusätzliche Variablen zu berücksichtigen, die der Autor im Rahmen dieser Arbeit vernachlässigte. Somit konnten einige Aspekte, wie bspw. die Strukturierung von Lernaufgaben für die Schüler zur Vernetzung der Lerninhalte während der praktischen Ausbildung oder der tatsächliche Gewinn einer Praxismappe, lediglich oberflächlich untersucht werden. Es muss ebenfalls bedacht werden, dass der Autor die Einrichtungen, in denen die Befragungen der Probanden stattfanden, nicht anhand einer bestimmten Systematik ausgewählt hat. Daher wurden bspw. Schulen, welche die Richtlinie von Hundenborn & Kühn (2003) entsprechend ihren Empfehlungen umsetzen, genauso in die Befragung involviert wie Schulen, die auf der Grundlage dieser Richtlinie ein eigenes Curriculum erstellten oder solche, die die Ausbildung nach dem modularisierten Lehrplan von Hundenborn & Knigge-Demal (2011) gestalten. Für folgende Untersuchungen ist daher ebenfalls relevant, nach welchem Lehrplan die Schüler ausgebildet werden und in welcher Form Leistungsüberprüfungen erfolgen, da nach Herr „[...] eine veränderte Lernkultur auch eine veränderte Bewertungskultur erfordert [...]" (2011, 6).

Vor dem Hintergrund der aktuellen Debatten bzgl. einer generalisierten Pflegeausbildung (vgl. bspw. DBfK, 2013, ¶ 1; Hoppe, 2012, 48ff; Schrader, 2013, 8) mag der Gedanke, die Strukturen der Altenpflegeausbildung zu untersuchen, zunächst hinfällig erscheinen. Es lassen sich jedoch bereits jetzt Parallelen zwischen der Alten- wie auch der Gesundheits- und (Kinder-) Krankenpflegeausbildung erkennen. Sollte die Zusammenlegung beider Ausbildungen tatsächlich realisiert werden, was aufgrund der Problematik hinsichtlich der Finanzierung aktuell als wenig wahrscheinlich erscheint, lassen sich dennoch Ansätze dieser Untersuchung, wie auch vorangegangener Studien im Bereich der Gesundheits- und (Kinder-) Krankenpflege, auf eine generalisierte Ausbildung übertragen. Beispielsweise ist die Grundstruktur einer generalisierten Ausbildung die gleiche, wie sie jetzt schon herrscht: Die Schüler haben theoretischen und fachpraktischen Unterricht in der Schule und werden – begleitet durch einen Praxisanleiter / Mentor – in der berufspraktischen Ausbildung an die Wahrnehmung und Durchführung der pflegerischen Handlungen herangeführt. Ebenso ist die Vernetzung von Theorie und Praxis didaktisch und methodisch stark an die momentan geltenden Strukturen beider Ausbildungen angelehnt (vgl. BMFSFJ, 2012, 20-26). Teilergebnisse dieser Ausarbeitung – wie auch voran- gegangener Untersuchungen mit anderen Schwerpunktsetzungen – sind also durchaus geeignet, Hinweise auf die Verbesserung des Theorie-Praxis-Transfers zu geben, was ebenfalls ein Aspekt der generalisierten Ausbildung darstellt (vgl. ebd., 17, 24 & 25).

Obgleich einige Teilaspekte dieser Untersuchung detaillierter hätten fokussiert werden können (wie bspw. die Gestaltung von Lehr- / Lernprozessen oder die Möglichkeit einer (Kompetenzorientierten) Leistungsüberprüfung zur Feststellung der Erreichung von Lernergebnissen), konnten zentrale Probleme identifiziert und entsprechende Handlungs- empfehlungen gegeben werden. Sicherlich sind einige dieser Probleme und Empfehlungen keine wirklich neuen Erkenntnisse (siehe Kremer & Sloane, 77ff), jedoch berücksichtigen sie die speziellen Anforderungen der Altenpflegeausbildung sowie die Perspektiven aller beteiligten Akteure. Dennoch sind weitere Untersuchungen anzustreben, da wichtige Teilbereiche nicht berücksichtigt werden konnten. Darüber hinaus muss bedacht werden, dass die vorliegenden Ergebnisse nicht repräsentativ sind und keinen Anspruch auf Vollständigkeit erheben. Zusätzlich wurden die statistischen Analysen der Datensätze dieser Untersuchung nicht erschöpfend genutzt (bspw. wurden keine multivariaten Zusammenhänge untersucht und keine Regressionsanalysen durchgeführt). In weiteren Untersuchungen ist außerdem eine größere Population anzustreben, insbesondere hinsichtlich der Praxisanleiter.

Literaturverzeichnis

Adressen der Fachseminare für Altenpflege. (2013). Düsseldorf: Bezirksregierung Düsseldorf (BezReg D). Abgerufen am 22.06.2013 von http://www.brd.nrw.de/gesundheit_soziales/sozialwesen/Ausbildung_in_der_Alten pflege1886.html#adressen

Arrenberg, J. & Kowalski, S. (2007). *Lernen Frauen und Männer unterschiedlich? Eine Studie über das Lernverhalten von Studierenden.* Köln: Fachhochschule Köln, Fakultät für Wirtschaftswissenschaften

Ausbildungs- und Prüfungsverordnung für den Beruf der Altenpflegerin und des Altenpflegers (Altenpflege-Ausbildungs- und Prüfungsverordnung – AltPflAPrV) vom 26. November 2002. In: Bundesgesetzblatt Jahrgang 2002 Teil I Nr. 81, S. 4418

Ausbildung und Prüfung in der Altenpflege. Handlungsleitfaden Teil 1. (2006a). Düsseldorf: Ministerium für Arbeit, Gesundheit und Soziales des Landes Nordrhein-Westfalen (MAGS NRW)

Ausbildung und Prüfung in der Altenpflege. Handlungsleitfaden Teil 2 - Anlagen. (2006b). Düsseldorf: Ministerium für Arbeit, Gesundheit und Soziales des Landes Nordrhein-Westfalen (MAGS NRW)

Ärztezeitung (2012). *Pflege braucht die Akademisierung.* Abgerufen am 14.07.2013 von http://www.aerztezeitung.de/politik_gesellschaft/pflege/article/819588/pflegewisse nschaftler-pflege-braucht-akademisierung.html

Bals, T. (Hrsg.) (2011). *Qualitätsentwicklung an Schulen des Gesundheitswesens. Eine theoretische und praktische Handreichung.* Paderborn: Eusl-Verlagsgesellschaft mbH

Bartholomeyczik, S., Behrens, J., Görres, S., Schaeffer, D. & Stemmer, R. (2012). *Agenda Pflegeforschung.* Abgerufen am 20.09.2012 von http://www.agenda-pflegeforschung.de/AgendaPflegeforschung2012.pdf

Beckmann, U. & Klaes, M. (2007). *Der bessere Weg. Altenpflegeausbildung im Schultagesystem.* In: PADUA 2(3), 36-40

Biehl, M. (2013). *Den Theorie-Praxis-Transfer unterstützen. Ausbildung in der Altenpflege – Ein Rahmenlehrplan für die Praxis.* In: PADUA 8(2), 95-100

Blaha, V., Hansmann, R. & Umbescheidt, R. (2009). *Lernortkooperation am Beispiel der Kooperationstage Schule und Praxis im Rahmen des Lernbereichs Training und Transfer (LTT) im Kanton Aargau.* In: Pflegewissenschaft 11(6), 371-376

BMFSFJ (Bundesministerium für Familie, Senioren, Frauen und Jugend) (2012). *Eckpunkte zur Vorbereitung des Entwurfs eines neuen Pflegeberufegesetzes.* Abgerufen am 05.08.2013 von http://www.bmfsfj.de/RedaktionBMFSFJ/Abteilung3/Pdf-Anlagen/Eckpunkte-pflegeberufegesetz,property=pdf,bereich=bmfsfj,sprache=de,rwb=true.pdf

Bohrer, A. (2013). *In der Praxis lernen. Empirische Erkenntnisse zum informellen Lernen in der praktischen Pflegeausbildung.* In: PADUA: 8(2), 85-93

Bösche, M., Dellbrügge, J., Famulle, G., Hampel, A., Johann, H., Kirkamp, G. B., Prüfer, A. & Vogt, M. (1998). *Schlüsselqualifikationen für die Ausbildung.* In: Heilberufe 50(1), 40-41

Darmann, I. (2004). *Theorie-Praxis-Transfer in der Pflegeausbildung. Anforderungen an die verschiedenen Lernorte.* In: Pflegepädagogik 6(4), 197-203

Darmann-Finck, I. (2010). *Pflegedidaktisch relevante Forschung: Stand und Notwendigkeiten.* In: Pflegewissenschaft 12(11), 604-612

DBfK (Deutscher Berufsverband für Pflegeberufe) (2013). *Generalistische Ausbildung auf dem Vormarsch.* Abgerufen am 05.08.2013 von http://www.dbfk.de/regionalverbaende/ba/angebot/Generalistische-Ausbildung.php

Dribusch, B. (20.11.2012). *PflegerInnen weltweit gesucht.* taz. Die Tageszeitung, 34.

Fachseminare für Altenpflege. (2011). Arnsberg: Bezirksregierung Arnsberg (BezReg HSK). Abgerufen am 22.06.2013 von http://www.bezreg-arnsberg.nrw.de/themen/b/berufe_alten_familienpflege/liste_ap_aph.pdf

Fachseminare für Altenpflege und Altenpflegehilfe. (2013). Köln: Bezirksregierung Köln (BezReg K). Abgerufen am 22.06.2013 von http://www.bezreg-koeln.nrw.de/brk_internet/organisation/abteilung02/dezernat_24/ausbildung/adresse nfachseminare.pdf

Görres, S., Panter, R. & Mittnacht, B. (2006). *Bundesweite Erhebung der Ausbildungsstrukturen an Altenpflegeschule (BEA).* Bremen: Institut für angewandte Pflegeforschung

Gerrig, R. J. & Zimbardo, P. G. (1999). *Psychologie.* 7., neu übersetzte und bearbeitete Auflage. Berlin, Heidelberg & New York: Springer-Verlag

Gesetz über die Berufe in der Altenpflege (Altenpflegegesetz – AltPflG) vom 04. September 2003. In: Bundesgesetzblatt Jahrgang 2003 Teil I Nr. 44, 1691

Glissmann, G. (2009). *Wissenschaftlich fundierte Pflegeausbildung zwischen Anspruch und Wirklichkeit. Eine qualitative Studie.* Diplomarbeit. In: Pflegewissenschaft 11(2), 69-80

Hackmann, M. (2009). *Selbst für Nachwuchs sorgen.* In: Häusliche Pflege 18(2), 20-25

Herr, A. (2011). *Beobachtung über drei Jahre. Leistungsmessinstrumente an der Akademie für Gesundheitsberufe Heidelberg.* In: PADUA 6(3), 6-21

Hoppe, B. (2012). *Gesundheitsbranche gewinnt, Altenpflege verliert.* In: Altenheim 51(3), 48-51

HTW Saarland (2013). *Ausbildungsintegrierter Bachelor-Studiengang Pflege.* Abgerufen am 14.07.2013 von http://www.htw-saarland.de/studium/studienangebot/flyer/HTW_Pflege_BA_Flyer_DE.pdf

Huber, J. (2006). *Praxisbegleitung. Ein Lehrauftrag am Lernort Praxis.* In: PADUA 1(2), 30-33

Hundenborn, G. & Kühn, C. (2003). *Entwurf einer empfehlenden Richtlinie für die Altenpflegeausbildung.* Düsseldorf: Ministerium für Arbeit, Gesundheit und Soziales des Landes Nordrhein-Westfalen (MAGS NRW)

Hundenborn, G. & Kühn-Hempe, C. (2006). *Hinweise zur gemeinsamen Anwendung von Empfehlender Richtlinie und Praktischem Rahmenlehrplan.* Düsseldorf: Ministerium für Arbeit, Gesundheit und Soziales des Landes Nordrhein-Westfalen (MAGS NRW)

Hundenborn, G. & Knigge-Demal, B. (2011). *Modell einer gestuften und modularisierten Altenpflegequalifizierung.* Bielefeld & Köln: Fachhochschule Bielefeld & Deutsches Institut für angewandte Pflegeforschung e.V.

Hörmann, M. & Lenz, B. (2009). *Lernfeldorientierte Gestaltung von Lehr-/Lernprozessen und der (Alten-) Pflegeausbildung. Ergebnisse aus zwei Befragungen von Lehrkräften und Auszubildenden.* In: Pflegewissenschaft 11(9), 473-477

Illmann-Kieren, C. (2006). *Gemeinsam lernen und handeln.* In: Pflegepädagogik 8(4), 218-226

Kersting, K. (2002). *Berufsbildung zwischen Anspruch und Wirklichkeit. Eine Studie zur moralischen Desensibilisierung.* Bern: Verlag Hans Huber

Koch, L. F. (2012). *Theorie-Praxis-Transfer in der Pflegeausbildung. Evidenzbasierte Curriculum-Reformen: Ein Beispiel aus den USA.* In: PADUA 7(3), 149-153

Koschel, W. (2011). *Eckpunkte für die Implementierung von E-Learning in die Pflegeausbildung.* Bachelorarbeit. Bielefeld: Fachhochschule Bielefeld, Lehreinheit Pflege und Gesundheit

Kremer, H.-K. & Sloane, P. F. E. (2001). *Lernfelder implementieren. Zur Entwicklung und Gestaltung Fächer- und Lernortübergreifender Lehr- / Lernarrangements im Lernfeldkonzept.* Paderborn: Eusl-Verlagsgesellschaft mbH

Kämmer, K. (2003). *Spaß am lernen.* In: Altenpflege 28(5), 36-37

Lauber, A. (2013). Editorial: *Transfer. Herausforderungen an den Wissenstransfer in der Pflege.* In: PADUA 8(2), 71

Liste der Fachseminare für Altenpflege. (2012). Münster: Bezirksregierung Münster (BezReg MS). Abgerufen am 22.06.2013 von http://www.bezreg-muenster.de/startseite/abteilungen/abteilung2/Dez_24_oeffentliche_Gesundheit_me dizinische_und_pharmazeutische_Angelegenheiten_Sozialwesen_Krankenhausfoer derung/Alten_und_Familienpflege/Liste_Fachseminare_AltPfl_Jul_2012.pdf

Liste der Fachseminare für Altenpflege. (2013). Detmold: Bezirksregierung Detmold (BezReg LIP). Abgerufen am 22.06.2013 von http://www.bezreg-detmold.nrw.de/200_Aufgaben/020_Gesundheit_und_Soziales/Altenpflege/Liste_d er_Fachseminare_f__r_Altenpflege/index.php

Mamerow, R. (2006). *Praxisanleitung in der Pflege.* Heidelberg: Springer Medizin Verlag

Marschelke, E. (2013). *Lerntransfer. Kann man Lerntransfer lehren oder muss man Lerntransfer üben? Bemerkungen zur Theorie.* In: PADUA 8(2), 82-84

Menke, M. (2005). *Pflegeausbildung „mangelhaft", Pflegeberuf „gut"? Studie zu Arbeits- und Ausbildungsbedingungen sowie Pflegekompetenzen aus Sicht professioneller Pflegekräfte im ambulanten und stationären Einrichtungen der (Alten-)Pflege.* Frankfurt am Main: ISS-Eigenverlag

Mischke, C.; Makowsky, K.; Ahrend, S.; Berger, P.; Haas, M.; Knorr, E.; Kugelmann, A.; Machleit, U.; Nürnberger, W.G.; Schäfer, A.; Wienbeck, S. (2006). *Ausbildung in der Altenpflege – Praktischer Rahmenlehrplan.* Düsseldorf: Ministerium für Arbeit, Gesundheit und Soziales des Landes Nordrhein-Westfalen (MAGS NRW)

Müller, K. (2005). *Lernaufgaben – Wissenstransfer & Reflexion in realen Berufssituationen.* In: Pflegepädagogik 7(12), 685-691

Oestermann T., Rais Parsi P. & Westerholt M. (2009). *Rechtliche Grundlagen und Rahmenbedingungen der Altenpflegeausbildung in Nordrhein-Westfalen mit Schwerpunkt auf der Betrachtung des ersten Ausbildungsjahres.* Unveröffentlichtes studentisches Forschungsprojekt. Bielefeld: Fachhochschule Bielefeld, Lehreinheit Pflege und Gesundheit

Oestermann, T. & Rais Parsi, P. (2011). *Fortbildungsverhalten und –bereitschaft von Pflegekräften in Einrichtungen der ambulanten und stationären Altenhilfe. Eine empirische Untersuchung.* Bachelorarbeit. München: Grin Verlag

Radke, K. (2008). *Praxisbegleitung in der Pflegeausbildung. Theoretische Grundlagen und praktische Umsetzung.* Stuttgart: W. Kohlhammer Verlag

Reiber, K. (2011). *Pädagogin, Fachwissenschaftlerin oder Berufsexpertin? Leitbilder und Selbstverständnisse vom professionellen Lehren in der Pflegeausbildung.* In: PADUA 6(4), 26-28

Roberts, L. (Hrsg.) (2010). *Zitate für Manager. Immer die richtigen Worte schnell zur Hand.* 2. Auflage. Wiesbaden: Gabler

Roes, M. (2004a). *Lernortkooperation in der pflegepraktischen Ausbildung. Ergebnisse aus einem Modellprojekt.* In: Pflegepädagogik 6(5), 267-275

Roes, M. (2004b). *Wissenstransfer in der Pflege. Neues Lernen in der Pflegepraxis.* Bern, Göttingen, Toronto & Seattle: Verlag Hans Huber

Schewior-Popp, S. (2011). *Praktische Ausbildung – eine Standortbestimmung. Berufliche Handlungskompetenz als übergeordnetes Ziel.* In: PADUA 6(1), 6-10

Schneider, K. (2012). *Mehr Zeit für Pflege.* In: Altenpflege 37(2), 39-43

Schrader, S. (2013). *Die Einführung ist weder beschlossen noch inhaltlich durch.* In: Care konkret 16(6), 8

Statistisches Bundesamt (Hrsg.) (2013a). *Pflegestatistik 2011. Pflege im Rahmen der Pflegeversicherung. Ländervergleich – Ambulante Pflegedienste.* Abgerufen am 31.07.2013 von https://www.destatis.de/DE/Publikationen/Thematisch/Gesundheit/Pflege/Laender AmbulantePflegedienste5224101119004.pdf?__blob=publicationFile

Statistisches Bundesamt (Hrsg.) (2013b). *Pflegestatistik 2011. Pflege im Rahmen der Pflegeversicherung. Ländervergleich – Pflegeheime.* Abgerufen am 31.07.2013 von https://www.destatis.de/DE/Publikationen/Thematisch/Gesundheit/Pflege/LaenderP flegeheime5224102119004.pdf?__blob=publicationFile

Stoffel, O. (2012). *Wie lernen Auszubildende in der Altenpflege? Eine empirische Studie über Lernprozesse.* In: Pflegewissenschaft 14(4), 217-222

Veit, A. (2002). *Professionelles Handeln als Mittel zur Bewältigung des Theorie-Praxis-Problems in der Krankenpflege.* Dissertation. Erlangen-Nürnberg: Friedrich-Alexander-Universität Erlangen-Nürnberg: Philosophische Fakultät I

Völkel, I. (2005). *Praxisanleitung in der stationären und ambulanten Altenpflege.* München & Jena: Urban & Fischer

Winter, F. (2008). *Altenpflegeausbildung – Schulentwicklung im Dilemma.* In: Pflegewissenschaft 10(3), 177-183

Zúñiga, F. (2003). *Gestaltung einer Lernwerkstatt – Chancen zur Überwindung der Theorie-Praxis-Grenzen.* In: Pflegepädagogik 5(1), 54-63

Anhang

„Der Theorie-Praxis-Transfer in der Altenpflegeausbildung aus der Sicht von Altenpflegeschülern, -lehrern und Praxisanleitern. Eine empirische Untersuchung. "

Einverständniserklärung

Ich bin damit einverstanden im Rahmen der o.g. Arbeit schriftlich befragt zu werden. Die Erhebungen, Auswertungen und ggf. Veröffentlichungen werden von Herrn Tobias Beckmann in einer Weise vorgenommen, dass ein Rückschluss auf meine Person nicht möglich ist. Herr Beckmann gewährleistet, dass meine personenbezogenen Daten nicht an Dritte weitergegeben werden.

Ich weiß dass ich diese Zustimmung unter Angabe des entsprechenden Pseudonyms und ohne Angabe von Gründen jederzeit widerrufen kann.

_____

Ort, Datum

_____   _____

Name   Unterschrift

- -

Bitte hier abtrennen – unterer Abschnitt für Sie / oberen Abschnitt bitte zurückgeben!

Um Ihren Fragebogen auch im Nachhinein aus den Gesamtergebnissen entfernen zu können, benötige ich Ihr Pseudonym (Erster Buchstabe des Vornamens ihrer Mutter, letzter Buchstabe des Vornamens ihres Vaters, Tag ihres Geburtsdatums (2-stellig) und letzter Buchstabe ihres Nachnamens). Senden Sie mir hierzu einfach eine anonyme eMail.

Eine anonyme eMail-Adresse können Sie bei jedem Provider innerhalb weniger Minuten erstellen.

XIV

Sehr geehrte Schülerinnen und Schüler,

ich untersuche derzeit den Theorie-Praxis-Transfer in der Altenpflegeausbildung. Hierzu bitte ich Sie um Ihre Mithilfe. Bitte füllen Sie die vorliegende Einverständniserklärung sowie den Fragebogen vollständig aus. Fragen, bei denen Mehrfachantworten möglich sind, sind entsprechend gekennzeichnet. Sollten Sie Fragen haben, stehe ich Ihnen gerne per eMail zur Verfügung.

Die Fragebögen werden Pseudonymisiert. Das bedeutet, dass jeder Fragebogen mit einem kryptischen Code versehen wird. Auf diese Weise ist sichergestellt, dass einzelne Fragebögen auf Wusch auch im Nachhinein aus den Gesamtergebnissen entfernt und vernichtet werden können. Geben Sie hierfür bitte die unten stehenden Angaben an.

Selbstverständlich sichere ich Ihnen vollständige Anonymität zu und werde Ihre Daten nicht an Dritte weitergeben!

Vielen Dank für Ihre Mitarbeit!

Tobias Beckmann

Erster Buchstabe des Vornamens Ihrer Mutter:

_____

Letzter Buchstabe des Vornamens Ihres Vaters:

_____

Tag ihres Geburtsdatums (2-stellig):

_____

Letzter Buchstabe Ihres Nachnamens:

_____

1.	ALLGEMEINE DATEN
1.1	Wie alt sind Sie? _____ Jahre
1.2	Ihr Geschlecht ☐ männlich ☐ weiblich
1.3	Welchen Schulabschluss haben Sie? Nennen Sie bitte Ihren höchsten Abschluss: ☐ Hauptschulabschluss ☐ Realschulabschluss ☐ (Fach-)Abitur ☐ Sonstigen, und zwar: _____
1.4	In welchem Lehrjahr sind Sie? ☐ 2. Lehrjahr ☐ 3. Lehrjahr
1.5	Welche Form der Ausbildung absolvieren Sie? ☐ Vollzeit (3-jährig) ☐ Teilzeit (4- bis 5-jährig)
1.6	In welcher Art von Einrichtung absolvieren Sie Ihre praktische Ausbildung? ☐ Ambulanter Pflegedienst ☐ Stationäre Pflegeeinrichtung
1.7	Haben Sie vor Ihrer Altenpflegeausbildung bereits eine andere Ausbildung absolviert? ☐ Ja, und zwar: _____ ☐ Nein, dies ist meine erste Ausbildung
1.8	Haben Sie vor der Ausbildung schon Erfahrungen in der Pflege gesammelt? Wenn ja, wodurch und wie lange? *(Mehrfachnennungen möglich)* ☐ Keine Erfahrung gesammelt ☐ Praktikum (Dauer: _____ Monate) ☐ Zivildienst (Dauer: _____ Monate) ☐ Freiwilliges Soziales Jahr / Bundesfreiwilligendienst (Dauer: _____ Monate) ☐ Arbeit als Aushilfskraft (Dauer: _____ Monate) ☐ Arbeit als Altenpflegehelfer/in (Dauer: _____ Monate) ☐ Sonstiges:_____ (Dauer: _____ Monate)

2.	FRAGEN ZUM THEORIE-PRAXIS-TRANSFER
2.1	Wie fühlen Sie sich insgesamt durch die schulische Ausbildung auf die praktischen Tätigkeiten vorbereitet? → **Wenn „Sehr gut" oder „Gut", weiter mit Frage 2.3!** ☐ Sehr gut ☐ Gut ☐ Weniger gut ☐ Schlecht
2.2	Was sind die Gründe hierfür? (*Mehrfachnennungen möglich!*) ☐ Theoretische Inhalte können in der Praxis nicht oder nur unzureichend umgesetzt werden ☐ In der Praxis treten Situationen auf, die in der Schule nicht besprochen werden ☐ Die Schule geht von optimalen Bedingungen in der Praxis aus ☐ Sonstiges: _____
2.3	Welche Themen würden Sie sich (gemäß Ihres Ausbildungsstandes) zusätzlich wünschen, bevor sie in den nächsten praktischen Einsatz gehen? _____ _____
2.4	Haben Sie eine Praxismappe oder ähnliches, in der Sie die gelernten theoretischen und praktischen Tätigkeiten dokumentieren? → **Wenn „Nein", weiter mit Frage 2.7!** ☐ Nein ☐ Ja
2.5	Aktualisieren Sie diese Mappe regelmäßig wenn Sie neue Tätigkeiten durchführen? ☐ Nein ☐ Ja
2.6	Hilft Ihnen diese Ausbildungsmappe bei der Strukturierung der praktischen Ausbildung und Umsetzung der Lerninhalte? (*Mehrfachnennungen möglich!*) ☐ Ja, dadurch kann ich mich besser orientieren, was ich bereits gelernt habe und wo ich noch Schwierigkeiten habe ☐ Ja, aber sie könnte besser strukturiert sein ☐ Nein, sie ist ein „notwendiges Übel" ☐ Sonstiges: _____
2.7	Werden Ihnen durch die Schule Aufgaben für die praktische Ausbildung gestellt? → **Wenn „Nein", weiter mit Frage 2.9!** ☐ Nein, es werden keine Aufgaben für die praktische Ausbildung gestellt ☐ Ja, ich erledige diese regelmäßig ☐ Ja, aber ich schaffe es nicht regelmäßig sie zu bearbeiten ☐ Ja, aber ich schaffe es nicht diese zu bearbeiten
2.8	Helfen Ihnen diese Aufgaben die theoretische und praktische Ausbildung miteinander zu verknüpfen? ☐ Nein, sie sind allenfalls eine zusätzliche Belastung ☐ Ja, aber nur in geringem Maße ☐ Ja, dadurch kann ich die Inhalte besser miteinander verknüpfen
2.9	Werden durch die Schule Reflexionstage oder ähnliches angeboten? → **Wenn „Nein", weiter mit Frage 2.11!** ☐ Nein ☐ Ja

2.10	Welchen Nutzen ziehen Sie daraus? (*Mehrfachnennungen möglich!*)
	☐ Gar keinen
	☐ Wenig, die Reflektionen helfen mir nicht in der praktischen Ausbildung
	☐ Die Reflexionstage helfen mir, könnten aber öfter stattfinden
	☐ Die Reflektionstage helfen mir sehr meine praktische Ausbildung besser zu strukturieren
	☐ Sonstigen: _____
2.11	Werden Sie in der praktischen Ausbildung von einer Lehrkraft betreut (z.B. in Form von „Praxisbegleitungen")? **→ Wenn „Nein", weiter mit Frage 2.13!**
	☐ Nein ☐ Ja, und zwar etwa ___ mal pro Jahr
2.12	Helfen Ihnen diese Besuche? (*Mehrfachnennungen möglich!*)
	☐ Nein, ich empfinde sie als „Kontrollbesuche"
	☐ Nein, da die Praxisanleiter meine Arbeit besser beurteilen können
	☐ Ja, vor allem im Hinblick auf die praktische Prüfung
	☐ Ja, aber sie sollten öfter stattfinden
	☐ Sonstiges: _____
2.13	Haben Sie das Gefühl, dass in Ihrer Ausbildung ein Theorie-Praxis-Konflikt auftritt?
	☐ Nein Ja, und zwar: ☐ ein geringer ☐ ein mittelmäßiger ☐ ein gravierender
2.14	Wie fühlen Sie sich durch Ihre Praxisanleiterin / Ihren Praxisanleiter betreut? **→ Wenn „Sehr gut" oder „Gut", weiter mit Frage 2.16!**
	☐ Sehr gut ☐ Gut ☐ Schlecht ☐ Sehr schlecht
2.15	Was sind die Gründe hierfür? (*Mehrfachnennungen möglich!*)
	☐ Fehlende Zeit für praktische Anleitungen
	☐ Fehlendes Interesse seitens der Praxisanleitung
	☐ Regelmäßig keine gemeinsamen Arbeitszeiten mit der Praxisanleitung
	☐ Sonstiges: _____
2.16	Stehen Ihnen im Rahmen der praktischen Ausbildung Sonderzeiten für gezielte Anleitungen pflegerischer Tätigkeiten zur Verfügung?
	☐ Nein ☐ Ja, etwa _____ Stunden pro Woche

2.17	Bitte beurteilen Sie die folgenden Aussagen:	trifft zu	trifft eher zu	trifft eher nicht zu	trifft nicht zu
	Ich kann alle Ausbildungsinhalte in der Praxis umsetzen	☐	☐	☐	☐
	Die theoretische Ausbildung ist hinreichend Praxisorientiert.	☐	☐	☐	☐
	Die Kooperation zwischen Schule und Betrieb ist sehr gut	☐	☐	☐	☐
	Im theoretischen Unterricht wird zu sehr von optimalen Bedingungen ausgegangen	☐	☐	☐	☐

3.	**FRAGEN ZUR AUSBILDUNGSSITUATION**

3.1	Bitte beurteilen Sie die folgenden Aussagen:				

	trifft zu	trifft eher zu	trifft eher nicht zu	trifft nicht zu
Ich bin mit meiner theoretischen Ausbildung zufrieden.	☐	☐	☐	☐
Ich bin mit meiner praktischen Ausbildung zufrieden.	☐	☐	☐	☐
Meine Arbeit wird von meiner Familie, Freunden und Bekannten anerkannt.	☐	☐	☐	☐
Die Bezahlung meiner Arbeit ist angemessen.	☐	☐	☐	☐
Die Aufstiegschancen im Pflegeberuf sind ausreichend.	☐	☐	☐	☐

3.2	Bitte geben Sie an, welche Faktoren Ihre Ausbildung insgesamt erschweren:				

	trifft zu	trifft eher zu	trifft eher nicht zu	trifft nicht zu
Schichtdienst	☐	☐	☐	☐
12-Tage-Woche	☐	☐	☐	☐
Gesundheitliche Probleme	☐	☐	☐	☐
Personalmangel	☐	☐	☐	☐
Psychische Belastungen	☐	☐	☐	☐
Physische Belastung	☐	☐	☐	☐
Zu wenig Zeit für pflegerische Aufgaben	☐	☐	☐	☐
Sonstiges, und zwar: _____	☐	☐	☐	☐

3.3	Wie zufrieden sind Sie insgesamt mit Ihrer Ausbildung?
	☐ Sehr zufrieden ☐ Eher zufrieden ☐ Eher nicht zufrieden ☐ Unzufrieden

Vielen Dank für Ihre Unterstützung!

Den verbleibenden Platz können Sie gerne für weitere Anmerkungen oder Ergänzungen nutzen:

_____

_____

Sehr geehrte Damen und Herren,

liebe Kolleginnen und Kollegen,

ich untersuche derzeit den Theorie-Praxis-Transfer in der Altenpflegeausbildung. Hierzu bitte ich Sie um Ihre Mithilfe. Bitte füllen Sie die vorliegende Einverständniserklärung sowie den Fragebogen vollständig aus. Fragen, bei denen Mehrfachantworten möglich sind, sind entsprechend gekennzeichnet. Sollten Sie Fragen haben, stehe ich Ihnen gerne per eMail zur Verfügung.

Die Fragebögen werden Pseudonymisiert. Das bedeutet, dass jeder Fragebogen mit einem kryptischen Code versehen wird. Auf diese Weise ist sichergestellt, dass einzelne Fragebögen auf Wusch auch im Nachhinein aus den Gesamtergebnissen entfernt und vernichtet werden können. Geben Sie hierfür bitte die unten stehenden Angaben an.

Selbstverständlich sichere ich Ihnen vollständige Anonymität zu und werde Ihre Daten nicht an Dritte weitergeben!

Vielen Dank für Ihre Mitarbeit!

Tobias Beckmann

Erster Buchstabe des Vornamens Ihrer Mutter: ____

Letzter Buchstabe des Vornamens Ihres Vaters: ____

Tag ihres Geburtsdatums (2-stellig):   ____

Letzter Buchstabe Ihres Nachnamens: ____

1.	ALLGEMEINE DATEN
1.1	Wie alt sind Sie? _____ Jahre
1.2	Ihr Geschlecht ☐ männlich ☐ weiblich
1.3	Welche Grundausbildung haben Sie? ☐ Altenpfleger/in ☐ Gesundheits- und Krankenpfleger/in ☐ Sonstige, und zwar: _____
1.4	Wie lange haben Sie aktiv in der Pflege gearbeitet? ☐ unter 5 Jahren ☐ 5 - 10 Jahre ☐ 10 – 15 Jahre ☐ Über 15 Jahre
1.5	Welche pädagogische Qualifikation haben Sie? ☐ Weiterbildung „Lehrer/in für Pflegeberufe" ☐ Weiterbildung „Dozent/in im Gesundheitswesen" mit einem Umfang von 300-400 Std. ☐ Diplom-Studium „Pflegepädagogik" ☐ Bachelor-Studium „Pflegepädagogik" ☐ Bachelor und Master-Studium „Pflegepädagogik" ☐ Sonstige, und zwar: _____
1.6	Seit wann arbeiten Sie als Lehrer/in? ☐ unter 5 Jahren ☐ 5 - 10 Jahre ☐ 10 – 15 Jahre ☐ Über 15 Jahre
1.7	Was ist Ihre aktuelle Position? → **Wenn „Honorardozent/in", weiter mit Frage 1.9!** ☐ Honorardozent/in ☐ Hauptamtliche Lehrkraft ☐ Schulleitung
1.8	Mit welchem Stellenanteil sind Sie an ihrer Schule angestellt? ☐ 50 %-Stelle ☐ 75 %-Stelle ☐ 100 %-Stelle ☐ Sonstigen, und zwar: _____
1.9	Wie viele Kurse betreuen Sie derzeit als Kursleitung? ☐ Keinen ☐ 1 ☐ 2 ☐ 3 oder mehr
1.10	Wie viele Schüler betreuen Sie durchschnittlich pro Jahr in der Praxis? Etwa _____ Schüler pro Jahr

2.	**FRAGEN ZUM THEORIE-PRAXIS-TRANSFER**
2.1	Wie bereiten Sie Ihre Schüler/innen konkret auf die praktische Ausbildung vor? *(Mehrfachnennungen möglich)* ☐ Fachpraktischer Unterricht ☐ Skills Lab ☐ Durch das Einbeziehen von Referenten, die gezielt praktische Übungen anbieten ☐ Sonstiges, und zwar: _____
2.2	Strukturieren Sie seitens der Schule die praktische Ausbildung Ihrer Schüler/innen mit einer „Praxismappe" oder ähnlichem? **→ Wenn „Nein", weiter mit Frage 2.4** ☐ Nein ☐ Ja
2.3	Was ist Inhalt dieser Praxismappe? *(Mehrfachnennungen möglich)* ☐ Theoretisch unterrichtete Ausbildungsinhalte ☐ Beurteilungsbögen ☐ Praxisaufgaben ☐ Vorschläge für die Gestaltung der Anleitungen ☐ Arbeitszeit-Erfassungsbögen ☐ Sonstiges, und zwar: _____
2.4	Wie viele Praxisbegleitungen (exklusive Praktische Prüfung) führen Sie i.d.R. für jeden Schüler durch, sofern keine Auffälligkeiten bestehen? ☐ 1 pro Jahr ☐ 2 pro Jahr ☐ 3 oder mehr pro Jahr
2.5	Wie zufrieden sind Sie allgemein mit dem Lernfortschritt Ihrer Schüler/innen in der praktischen Ausbildung? **→ Wenn „Sehr zufrieden" oder „Zufrieden", weiter mit Frage 2.7** ☐ Sehr zufrieden ☐ Zufrieden ☐ Eher unzufrieden ☐ Sehr unzufrieden
2.6	Was sind Ihrer Meinung nach die Gründe hierfür? *(Mehrfachnennungen möglich)* ☐ Wenig Anleitungssituationen ☐ Zu kurze Anleitungssituationen ☐ Sonstige ungünstige Lerngegebenheiten in der Praxis ☐ Geringere Gewichtung der praktischen Ausbildung gegenüber der theoretischen
2.7	Bieten Sie seitens der Schule „Reflexionstage" oder ähnliches an? **→ Wenn „Nein", weiter mit Frage 2.9** ☐ Nein ☐ Ja, 1 x pro praktischem Einsatz ☐ Ja, 2 x pro praktischem Einsatz oder öfter
2.8	Wie beurteilen Sie deren Nutzen? ☐ Sehr gut ☐ Eher gut ☐ Eher schlecht ☐ Sehr schlecht
2.9	Bieten Sie seitens der Schule „Praxisanleitertreffen" oder ähnliches an? **→ Wenn „Nein", weiter mit Frage 2.12!** ☐ Nein ☐ Ja, max. 1x jährlich ☐ Ja, 2x jährlich oder öfter

2.10	Wie beurteilen Sie deren Nutzen?

☐ Sehr gut   ☐ Gut   ☐ Eher schlecht   ☐ Sehr schlecht

2.11	Welche Themen werden hierbei i.d.R. besprochen? *(Mehrfachnennungen möglich)*

☐ Hinderliche Bedingungen in der Praxis   ☐ Formale / Organisatorische Dinge

☐ Gezielte Absprache zwischen theoretischer   ☐ Durchführung von Anleitungssituationen
und praktischer Ausbildung

☐ Sonstiges, und zwar: _____

2.12	Wie beurteilen Sie <u>insgesamt</u> die Kooperation mit den Praxisanleitern? *(Mehrfachnennungen möglich)*

Was sind die Gründe hierfür?

☐ Sehr gut	☐ Die Praxisanleiter sind motiviert und engagiert	☐ Für Anleitungssituationen ist ausreichend viel Zeit vorhanden
☐ Gut	☐ Die Praxisanleiter arbeiten mit der Schule zusammen und nicht nur „in der Praxis"	☐ Die Schüler können entsprechende Kompetenzen vorweisen

☐ Sonstige, und zwar: _____

☐ Eher schlecht	☐ Die Praxisanleiter zeigen sich an einer Kooperation mit der Schule nur mäßig bis gar nicht interessiert	☐ Anleitungen erfolgen nur unzureichend
☐ Sehr schlecht	☐ Die Praxisanleiter wirken nicht motiviert	☐ Die Schüler haben wenig praktische Kompetenzen

☐ Sonstige, und zwar: _____

2.13	Wie beurteilen Sie allgemein die Kooperation mit den Einrichtungen der praktischen Ausbildung? *(Mehrfachnennungen möglich)*

Was sind die Gründe hierfür?

☐ Sehr gut	☐ Bereits langjährige und / oder erfolgreiche Kooperation	☐ Die Einrichtungen zeigen sich an einer „gemeinsamen" Ausbildung interessiert
☐ Gut	☐ Die Einrichtungen bringen Ideen und Vorschläge für die Gestaltung der Ausbildung ein	☐ In den Praxisphasen werden, gezielt die Tätigkeiten praktisch eingeübt, die zuvor theoretisch unterrichtet wurden

☐ Sonstige, und zwar: _____

☐ Eher schlecht	☐ Die Einrichtungen zeigen sich nur mäßig an einer gemeinsamen Gestaltung der Ausbildung interessiert	☐ Die Gegebenheiten in der Praxis sind nicht hinreichend auf das Lernen der Schüler ausgerichtet
☐ Sehr schlecht	☐ Die Einrichtungen gehen kaum auf die theoretischen Lerninhalte ein	☐ Die Praxisanleitungen bzw. deren Vertreter sind für die Schüler nicht immer erreichbar

☐ Sonstige, und zwar: _____

2.14	Bitte beurteilen Sie die folgenden Aussagen:				
		trifft zu	trifft eher zu	trifft eher nicht zu	trifft nicht zu
	Schüler/innen, die die Ausbildung in Teilzeitform absolvieren, können das gelernte Wissen besser in der Praxis umsetzen.	☐	☐	☐	☐
	Der Schulabschluss der Schüler bestimmt den Lernerfolg in der Ausbildung.	☐	☐	☐	☐
	Gezielte Praxisanleitungen erhöhen den Lernerfolg der Schüler nicht.	☐	☐	☐	☐
	Unterricht und Praxiseinsätze haben nur wenige Schnittstellen.	☐	☐	☐	☐
	Die Gegebenheiten in der Praxis erlauben eine Umsetzung der Lerninhalte nicht immer.	☐	☐	☐	☐
	Die Praxisanleiter sollten in einem intensiveren Austausch mit der Schule stehen.	☐	☐	☐	☐
	Die materielle Ausstattung der Schule hat einen direkten Einfluss auf den Lernerfolg der Schüler.	☐	☐	☐	☐
	Der zurzeit durchschnittlich angebotene fachpraktische Unterricht qualifiziert die Schüler ausreichend für die praktischen Tätigkeiten.	☐	☐	☐	☐

3.	**FRAGEN ZUR ARBEITSSITUATION**

3.1	Bitte beurteilen Sie die folgenden Aussagen:

	trifft zu	trifft eher zu	trifft eher nicht zu	trifft nicht zu
Formale Arbeiten halten mich zulasten der Unterrichtsvorbereitung auf.	☐	☐	☐	☐
Ich bin durchschnittlich weniger als 50 % meiner Arbeitszeit pro Woche im Unterricht.	☐	☐	☐	☐
Bei „guten" Schülern führe ich weniger Praxisbegleitungen durch als üblich.	☐	☐	☐	☐
Der Lernerfolg jedes einzelnen Schülers ist mir besonders wichtig, auch wenn dies mehr Zeit in Anspruch nimmt und andere Schüler „aufhält".	☐	☐	☐	☐

3.2	Bitte geben Sie an, welche Faktoren Ihre Arbeit erschweren:

	trifft zu	trifft eher zu	trifft eher nicht zu	trifft nicht zu
Zeitmangel	☐	☐	☐	☐
Psychische Belastung	☐	☐	☐	☐
Personalmangel	☐	☐	☐	☐
Konflikte mit dem Träger	☐	☐	☐	☐
Unregelmäßige Pausenzeiten	☐	☐	☐	☐
Immer für Schüler ansprechbar sein	☐	☐	☐	☐
Sonstiges, und zwar: _____	☐	☐	☐	☐

3.3	Wie zufrieden sind Sie insgesamt mit Ihrer Arbeitssituation?
	☐ sehr zufrieden ☐ eher zufrieden ☐ eher nicht zufrieden ☐ unzufrieden

Vielen Dank für Ihre Unterstützung!

Den verbleibenden Platz können Sie gerne für weitere Anmerkungen oder Ergänzungen nutzen:

_____

_____

Sehr geehrte Damen und Herren,

liebe Kolleginnen und Kollegen,

ich untersuche derzeit den Theorie-Praxis-Transfer in der Altenpflegeausbildung. Hierzu bitte ich Sie um Ihre Mithilfe. Bitte füllen Sie die vorliegende Einverständniserklärung sowie den Fragebogen vollständig aus. Fragen, bei denen Mehrfachantworten möglich sind, sind entsprechend gekennzeichnet. Sollten Sie Fragen haben, stehe ich Ihnen gerne per eMail zur Verfügung.

Die Fragebögen werden Pseudonymisiert. Das bedeutet, dass jeder Fragebogen mit einem kryptischen Code versehen wird. Auf diese Weise ist sichergestellt, dass einzelne Fragebögen auf Wusch auch im Nachhinein aus den Gesamtergebnissen entfernt und vernichtet werden können. Geben Sie hierfür bitte die unten stehenden Angaben an.

Selbstverständlich sichere ich Ihnen vollständige Anonymität zu und werde Ihre Daten nicht an Dritte weitergeben!

Vielen Dank für Ihre Mitarbeit!

Tobias Beckmann

Erster Buchstabe des Vornamens Ihrer Mutter: ____

Letzter Buchstabe des Vornamens Ihres Vaters: ____

Tag ihres Geburtsdatums (2-stellig): ____

Letzter Buchstabe Ihres Nachnamens: ____

1.	ALLGEMEINE DATEN
1.1	Wie alt sind Sie? _____ Jahre
1.2	Ihr Geschlecht ☐ männlich ☐ weiblich
1.3	Welchen Schulabschluss haben Sie? Nennen Sie bitte Ihren höchsten Abschluss: ☐ Hauptschulabschluss ☐ Realschulabschluss ☐ (Fach-)Abitur ☐ Sonstigen, und zwar: _____
1.4	Welche Grundausbildung haben Sie? ☐ Altenpfleger/in ☐ Gesundheits- und Krankenpfleger/in ☐ Sonstige, und zwar: _____
1.5	Seit wann arbeiten Sie in der Pflege (inkl. Ausbildung)? ☐ unter 5 Jahre ☐ 5 - 10 Jahre ☐ 10 – 15 Jahre ☐ Über 15 Jahre
1.6	In welcher Art von Einrichtung sind Sie angestellt? ☐ Ambulanter Pflegedienst ☐ Stationäre Pflegeeinrichtung
1.7	Seit wann sind Sie in der Einrichtung, in der Sie derzeit arbeiten, beschäftigt? ☐ Seit 1 – 3 Jahren ☐ Seit 3 – 5 Jahren ☐ Seit 5 – 10 Jahren ☐ Seit über 10 Jahren
1.8	Mit welchem Stellenanteil sind Sie an ihrer Einrichtung angestellt? ☐ 50 %- Stelle ☐ 75 %- Stelle ☐ 100 %- Stelle ☐ Sonstigen, und zwar: _____
1.9	Welche Zusatzqualifikation/en haben Sie? *(Mehrfachnennungen möglich)* ☐ Keine Zusatzqualifikation ☐ Qualitätsmanagement ☐ Gerontopsychiatrische Fachkraft ☐ Wohnbereichsleitung ☐ Hygienemanagement ☐ Wundmanagement ☐ Pflegedienstleitung ☐ Sonstige, und zwar: _____ ☐ Praxisanleitung
1.10	Seit wann arbeiten Sie als Praxisanleiter/in? ☐ Seit 1 – 3 Jahren ☐ Seit 3 – 5 Jahren ☐ Seit 5 – 10 Jahren

2.	**FRAGEN ZUM THEORIE-PRAXIS-TRANSFER**
2.1	Wie viele Schüler betreuen Sie derzeit in der praktischen Ausbildung? ☐ 1 Schüler/in ☐ 2 Schüler/innen ☐ 3 oder mehr Schüler/innen
2.2	Werden Ihnen im Rahmen Ihrer Praxisanleitertätigkeit „Sonderzeiten" im Rahmen Ihrer normalen Arbeitszeit für die gezielte Anleitung von Schülern zur Verfügung gestellt? ☐ Nein ☐ Ja, und zwar etwa _____ Stunden pro Woche
2.3	Geben Sie bitte die folgenden Angaben zu Ihrer Arbeitssituation an! Anzahl der Bewohner/innen auf Ihrer Station (bzw. gesamte Klient/innen im ambulanten Bereich): _____ Anzahl der Kolleg/innen in einem durchschnittlichen Frühdienst (inkl. Schüler/innen): _____ Anzahl der von Ihnen betreuten Bewohner/innen bzw. Klient/innen in einem durchschnittlichen Frühdienst: _____ Anzahl der Kolleg/innen in einem durchschnittlichen Spätdienst (inkl. Schüler/innen): _____ Anzahl der von Ihnen betreuten Bewohner/innen bzw. Klient/innen in einem durchschnittlichen Spätdienst: _____ **Im stationären Bereich:** Wie viele Schichten arbeiten Sie durchschnittlich mit der / dem von Ihnen betreuten Schüler/in zusammen? Etwa _____ Schichten pro Monat **Im ambulanten Bereich:** Wie viele Touren fahren Sie durchschnittlich mit Ihrem / Ihrer Schüler/in zusammen? Etwa _____ Touren pro Monat
2.4	Erfolgt die Anleitung Ihre/r Schüler/innen in der praktischen Ausbildung nach einer „Praxismappe" oder ähnlichem, die seitens der Schule ausgegeben wurde? ☐ Nein ☐ Ja, aber nur selten ☐ Ja, meistens ☐ Ja, regelmäßig
2.5	Wie zufrieden sind Sie mit dem Lernstand des / der von Ihnen betreuten Schüler/in hinsichtlich der theoretischen Ausbildung (gemäß dem entsprechenden Ausbildungsjahr)? ☐ Sehr zufrieden ☐ Zufrieden ☐ Mittelmäßig ☐ Eher unzufrieden ☐ Unzufrieden
2.6	Seit wann kooperieren Sie mit dem Fachseminar für Altenpflege, in dem der / die Schüler/in die Ausbildung absolviert? **→ Wenn „Erste Kooperation", weiter mit Frage 2.8** ☐ Dies ist die erste Kooperation mit dieser Schule ☐ Seit 3 - 5 Jahren ☐ Seit 5 - 10 Jahren ☐ Seit über 10 Jahren

2.7	Welche Erfahrungen haben Sie <u>bislang</u> mit dieser Schule gemacht?

Was sind die Gründe hierfür?

☐ Sehr gute	☐ Regelmäßiger Austausch	☐ Häufige Praxisbegleitungen
	☐ Lehrer sind bei Rückfragen ansprechbar	☐ Meine / Unsere Themenvorschläge werden berücksichtigt
☐ Gute	☐ Häufige Absprachen bzgl. des jeweiligen Ausbildungsstandes	☐ Die gelehrte Theorie kann in der Praxis gut umgesetzt werden
	☐ Sonstige, und zwar: _____	

☐ Eher schlechte	☐ Kein / kaum Austausch untereinander	☐ Fehlende / seltene Praxisbegleitungen
	☐ Lehrer sind bei Rückfragen kaum / nicht ansprechbar	☐ Meine / Unsere Themenvorschläge werden nicht berücksichtigt
☐ Sehr schlechte	☐ Kaum / Keine Absprachen bzgl. des jeweiligen Ausbildungsstandes	☐ Die gelehrte Theorie kann in der Praxis kaum / gar nicht umgesetzt werden
	☐ Sonstige, und zwar: _____	

2.8	Wie gestaltet sich die Zusammenarbeit mit dieser Schule <u>momentan</u>?

Was sind die Gründe hierfür?

☐ Sehr gut	☐ Regelmäßiger Austausch	☐ Häufige Praxisbegleitungen
	☐ Lehrer sind bei Rückfragen ansprechbar	☐ Meine / Unsere Themenvorschläge werden berücksichtigt
☐ Gut	☐ Kaum / Keine Absprachen bzgl. des jeweiligen Ausbildungsstandes	☐ Die gelehrte Theorie kann in der Praxis kaum / gar nicht umgesetzt werden
	☐ Sonstige, und zwar: _____	

☐ Eher schlecht	☐ Kein / kaum Austausch untereinander	☐ Fehlende / seltene Praxisbegleitungen
	☐ Lehrer sind bei Rückfragen kaum / nicht ansprechbar	☐ Meine / Unsere Themenvorschläge werden nicht berücksichtigt
☐ Sehr schlecht	☐ Kaum / Keine Absprachen bzgl. des jeweiligen Ausbildungsstandes	☐ Die gelehrte Theorie kann in der Praxis kaum / gar nicht umgesetzt werden
	☐ Sonstige, und zwar: _____	

2.9	Bitte beurteilen Sie die folgenden Aussagen:				
		trifft zu	trifft eher zu	trifft eher nicht zu	trifft nicht zu
	Schüler/innen, die die Ausbildung in Teilzeitform absolvieren, können das gelernte Wissen besser in der Praxis umsetzen.	☐	☐	☐	☐
	Die Schüler/innen sind durch die theoretische Ausbildung hinreichend auf die Praxis vorbereitet.	☐	☐	☐	☐
	Die derzeitigen Ausbildungsstrukturen qualifizieren die Schüler/innen hinreichend für die Arbeit in der Altenpflege.	☐	☐	☐	☐
	Die Zusammenarbeit mit der Schule verläuft jederzeit zu meiner vollsten Zufriedenheit.	☐	☐	☐	☐
	Als Praxisanleitung nehme ich mir regelmäßig die Zeit für gezielte Anleitungen zu bestimmten pflegerischen Tätigkeiten.	☐	☐	☐	☐

XXX

3.	**FRAGEN ZUR ARBEITSSITUATION**				

3.1	Bitte beurteilen Sie die folgenden Aussagen:				
		trifft zu	trifft eher zu	trifft eher nicht zu	trifft nicht zu
	Ich bin mit meiner Arbeit zufrieden.	☐	☐	☐	☐
	Meine Arbeit wird von meiner Familie, Freunden und Bekannten anerkannt.	☐	☐	☐	☐
	Die Bezahlung meiner Arbeit ist angemessen.	☐	☐	☐	☐
	Die Aufstiegschancen im Pflegeberuf sind ausreichend.	☐	☐	☐	☐

3.2	Bitte geben Sie an, welche Faktoren Ihre Arbeit erschweren:				
		trifft zu	trifft eher zu	trifft eher nicht zu	trifft nicht zu
	Zeitmangel	☐	☐	☐	☐
	Schichtdienst	☐	☐	☐	☐
	Gesundheitliche Probleme	☐	☐	☐	☐
	Personalmangel	☐	☐	☐	☐
	Psychische Belastungen	☐	☐	☐	☐
	Zu wenig Zeit für pflegerische Aufgaben	☐	☐	☐	☐
	Sonstiges, und zwar: _____ _____	☐	☐	☐	☐

3.3	Wie zufrieden sind Sie insgesamt mit Ihrer Arbeitssituation?
	☐ sehr zufrieden ☐ eher zufrieden ☐ eher nicht zufrieden ☐ unzufrieden

Vielen Dank für Ihre Unterstützung!

Den verbleibenden Platz können Sie gerne für weitere Anmerkungen oder Ergänzungen nutzen:

_____

_____